TYPHUS

ET

FIÈVRE TYPHOÏDE

PAR

LE Dr MASSE

MÉDECIN PRINCIPAL DE 1re CLASSE
ATTACHÉ A L'ÉTAT-MAJOR DE LA PLACE DE PARIS
OFFICIER DE LA LÉGION D'HONNEUR

Mémoires honorés d'une médaille d'argent
et d'un rappel de médaille par l'Académie de médecine
(commission des épidémies)

PARIS
G. MASSON, ÉDITEUR
LIBRAIRE DE L'ACADÉMIE DE MÉDECINE
BOULEVARD SAINT-GERMAIN, EN FACE DE L'ÉCOLE DE MÉDECINE

M DCCC LXXVIII

TYPHUS

ET

FIÈVRE TYPHOÏDE

4072-77. — CORBEIL. Typ. et stér. de CRÉTÉ.

TYPHUS

ET

FIÈVRE TYPHOÏDE

PAR

LE Dr MASSE

MÉDECIN PRINCIPAL DE 1re CLASSE
ATTACHÉ A L'ÉTAT-MAJOR DE LA PLACE DE PARIS
OFFICIER DE LA LÉGION D'HONNEUR

**Mémoires honorés d'une médaille d'argent
et d'un rappel de médaille par l'Académie de médecine
(commission des épidémies)**

PARIS
G. MASSON, ÉDITEUR
LIBRAIRE DE L'ACADÉMIE DE MÉDECINE
BOULEVARD SAINT-GERMAIN, EN FACE DE L'ÉCOLE DE MÉDECINE

1878

Des médecins savants et fort distingués estiment que le typhus et la fièvre typhoïde forment un même groupe qu'ils désignent sous le nom d'affections typhoïques, comme si la stupeur empreinte sur le facies des malades pouvait être le caractère essentiel, primordial de la pyrexie, tandis qu'elle n'est, en réalité, que le masque qui la couvre. Ils disent, en parlant du typhus, « la forme typhique des affections typhoïdes », comme s'il n'y avait entre les deux maladies qu'une légère différence de forme, tandis que tout diffère entre elles, et les causes, et la marche, et l'anatomie pathologique et même une partie des symptômes.

Sans doute ce masque trompeur, cette stupeur qui en a si longtemps imposé aux médecins, établit des rapports, des affinités entre les deux affections. C'est à cause de cela même qu'il est si important de les étudier en elles-mêmes, de les distinguer l'une de l'autre, et de les décrire comme deux individualités rapprochées, quoique complétement distinctes, du cadre nosologique.

Sans doute les deux affections sont le résultat d'une intoxication du sang, mais l'agent toxique qui les produit n'est point le même; car il se développe dans des conditions toutes différentes. Aussi l'une est spontanée, tandis que l'autre ne l'est point.

Le typhus se manifeste dans un milieu connu, déterminé. Il naît où existe la famine. Il est le fruit de la misère, de l'imprévoyance, de l'inobservance des règles de l'hygiène. Il accuse l'incurie humaine ! Il n'en est pas ainsi de la fièvre typhoïde, puisqu'elle est souvent spontanée. Mais elle est aussi contagieuse ou infectieuse et par là elle se rapproche du typhus, car une égale obscurité règne sur la nature intime de l'agent qui les produit. Il y a donc des rapports entre les deux pyrexies, mais il y aussi entre elles des différences capitales, fondamentales.

Comme un travail sur le typhus « porte sur un sujet « nouveau en quelque sorte et sur lequel l'opinion « médicale n'est point encore généralement fixée » (Voir *Rapport au nom de la commission des épidémies*, 1874, par M. Briquet, page 26), nous avons pris à tâche de réunir dans ce volume les faits que nous avons observés, dans deux épidémies, l'une de typhus, l'autre de fièvre typhoïde. — Le lecteur impartial tirera lui-même de ces faits les conclusions qu'ils lui suggéreront.

TYPHUS — FIÈVRE TYPHOÏDE

TYPHUS

TYPHUS OBSERVÉ A L'HOPITAL DU DEY, A ALGER, EN 1868.

Depuis la guerre de Crimée, l'étude du typhus est restée à l'ordre du jour des médecins de l'armée. Inaugurée par de nombreux travaux, au milieu desquels brille d'un vif éclat le savant ouvrage de notre regretté camarade, Félix Jacquot, cette étude se poursuivit à travers le temps et l'espace. En 1864 parurent, dans le *Recueil des mémoires de médecine et de chirurgie militaires*, les travaux importants de MM. Brault, sur le typhus endémique de Mexico, et Coindet, sur le typhus des hauts plateaux du Mexique. Déjà en 1863, en Afrique, MM. Marit et Léonard, dans un rapport inséré dans ce même recueil de médecine militaire, avaient rendu compte d'une épidémie de typhus qu'ils avaient observée, dans les tribus kabyles des Beni Aïdel et de l'Arras, de la province de Constantine. D'autres écrivains, et parmi eux M. le docteur Tuefferd, avaient aussi signalé l'existence presque permanente de petites épidémies de typhus au sein des tribus kabyles. Cette affection était donc, nous pouvons le dire, sans exagération, l'objet des préoccupations constantes des médecins mélitaires qui, les premiers en France, et grâce à des recherches multiples, avaient établi d'une manière irréfragable, le principe de la non-identité du typhus et de la fièvre typhoïde (1). Ils avaient aussi les premiers fondé, sur les bases solides de l'observation, la symptomatologie de la pyrexie et indiqué les altérations anatomo-pathologiques essentielles qu'elle laisse à sa suite. La lumière semblait faite. C'était une illusion, contre laquelle l'histoire de la médecine aurait dû nous prémunir, en nous rappelant que naguère encore le typhus servait de champ clos à des opinions divergentes, que n'avait pu concilier le triomphe prématuré de Gaulthier de Claubry. Cette expérience du passé ne doit point être perdue, car si la controverse a de nouveau pleine carrière, elle ne prévaudra pas contre les laborieuses recherches que nous avons mentionnées et qui ont constitué l'individualité du typhus ! Les difficultés nouvelles qui viennent de surgir se dissiperont certainement plus tard, mais aujourd'hui elles existent, et il serait oiseux de les

(1) Nous parlons, bien entendu, des médecins des armées de terre et de mer. Le vénérable Kéraudren, mort récemment, et Fleury, médecins de la marine, ont attaché leurs noms au typhus qui a sévi, en 1829, sur le bagne de Toulon. Ces deux auteurs ont précédé les Barallier, les Mongrand, les Marroin, qui, lors de la guerre de Crimée, ont pris une part active aux études sur le typhus. Enfin, dans ces derniers temps, MM. Gestin et Danguy des Déserts ont mis hors de doute l'existence, à l'état endémique, du typhus dans les départements du Finistère et du Morbihan, révélant ainsi de tristes et douloureuses affinités entre la terre de granit, la malheureuse Irlande, quelques cantons misérables de la haute Silésie et des pitons inféconds de la Kabylie !

nier. En effet, dans ces derniers temps, et à la suite du typhus d'Afrique en 1868, l'Institut et après lui l'Académie de médecine ont récompensé un ouvrage, très-remarquable du reste, envoyé d'Alger par M. le docteur Maurin, ouvrage qui mentionne des altérations anatomo-pathologiques qui n'avaient encore été aperçues par nul autre. Ni les médecins français qui ont étudié le typhus dans les nombreux hôpitaux de Constantinople, ni ceux de la Grande-Bretagne et de l'Irlande, ni ceux de Russie et d'Amérique qui ont eu des typhiques à soigner, dans des établissements hospitaliers où le contrôle est si facile, n'avaient signalé rien qui se rapprochât des *plaques rasées* décrites par l'auteur algérien, et voici que ces *plaques rasées* deviennent tout à coup le caractère anatomo-pathologique de la pyrexie (1).

Quoi qu'il en soit, cette œuvre fort élégamment écrite et digne, à ce point de vue, de la bonne fortune qui lui est échue, se présente aujourd'hui au monde savant avec la haute approbation des deux académies. Elle admet, il est

(1) Plaques rasées (description de M. le docteur Maurin, page 54, *Typhus pétéchial ou exanthématique*. Paris, 1872).

« La lésion intestinale que nous allons décrire s'est rencontrée chez tous les individus qui ont été examinés après la mort.

« Dans l'estomac, dans l'intestin grêle, principalement au-dessus de l'appendice iléo-cœcal, on remarque, de distance en distance, des espaces de 3 à 4 et jusqu'à 8 centimètres de long sur 1 ou 2 centimètres de large, où les villosités intestinales ont complétement disparu. Ces espaces n'offrent aucune rougeur, aucune injection et pas de pus. Les bords sont nettement dessinés par les villosités de l'intestin restées intactes. C'est absolument le même aspect que présenterait un morceau de velours sur lequel, à l'aide d'un rasoir, on aurait enlevé toutes les parties saillantes jusqu'à la chaîne... Le nombre des plaques rasées est assez considérable chez l'individu que nous étudions : on en compte dix-sept... Ces espaces rasés ne sont pas toujours oblongs, il en est qui sont régulièrement arrondis,... ils sont situés à l'opposite de l'attache du mésentère ; aucun n'a offert d'amincissement considérable. Les tissus sous-jacents sont sains et les villosités seules ont disparu. »

Page 58. « La plaque rasée est donc au typhus exanthématique ou pétéchial, ce que l'altération des plaques de Peyer est à la fièvre typhoïde. »

vrai, le principe de la non-identité, qui reçoit ainsi une consécration nouvelle, et les générations médicales qui nous succéderont trouveront le terrain déblayé, sur ce point naguère encore en litige. Mais elles apprendront aussi qu'il reste des desiderata dans l'étude du typhus. Et pourquoi ne le dirions-nous pas? Les *plaques rasées*, que personne n'a jamais vues, ne nous satisfont pas. Existent-elles réellement? Nous nous permettons d'en douter. Admettons que nous ayons mal vu à Constantinople, où cependant les bons observateurs ne manquaient point, témoin Michel Lévy, Haspel, Baudens, Ludger-Lallemand, Félix Jacquot, Ganderax, Rampont et tant d'autres de nos confrères, prématurément enlevés à la patrie et à la science, qu'ils honoraient par leur dévouement et leurs mérites, MM. Alferief et Mœring, médecins russes, envoyés par leur gouvernement en mission spéciale, pour étudier le typhus; témoin les médecins anglais qui avaient appris à connaître le typhus dans leur pays. Admettons que l'erreur ait été générale, et que ces hommes, recommandables à tant de titres, aient laissé passer inaperçues des altérations si manifestes! Prenons d'autres explorateurs, placés dans de bonnes conditions d'observation, ayant le temps et la volonté de faire des recherches sérieuses. Ont-ils remarqué ces plaques? M. le professeur Chauffard reçoit des typhiques à l'hôpital d'Avignon. Que dit-il? « Nous avons examiné avec soin la « muqueuse de l'intestin; on devine que nous voulions « y constater l'état des plaques gaufrées, etc. » Cela prouve que la muqueuse intestinale a été examinée et que, si des espaces rasés avaient existé, ils auraient frappé les regards.

M. Godelier au Val-de-Grâce fait aussi des autopsies, et il écrit: « L'estomac a un aspect mamelonné. Quelques ecchy-

« moses sous-muqueuses dans le grand cul-de-sac. Mu-« queuse un peu friable dans cette région. Le duodenum « et le jejunum sont à l'état normal. L'iléon offre de dis-« tance en distance des plaques vivement colorées par une « injection sanguine ; elles ont de 10 à 15 centimètres de « longueur. La muqueuse n'est point ramollie à leur ni-« veau ni dans leur intervalle. Elle présente une psoren-« térie blanche de plus en plus abondante à mesure que « l'on approche de la valvule iléo-cœcale. Les plaques de « Peyer sont marquées d'un pointillé noir, mais ne sont ni « saillantes ni ramollies. » Citons encore une grande autorité en matière de typhus, nous voulons parler de Jenner. « La « membrane muqueuse de l'estomac était mamelonnée « dans toute son étendue, à l'exception d'une bande étroite « le long de la petite courbure. La consistance de la mem-« brane était normale, mais elle était épaissie. Sa couleur « était d'un gris rouge jaunâtre. On pouvait enlever de « petites bandes d'un demi-pouce de largeur de membrane « muqueuse. Les intestins étaient sains ; la membrane mu-« queuse se laissait enlever par bandelettes ; les plaques de « Peyer étaient normales. »

Nous sommes donc amené à reconnaître que dans le passé personne n'avait constaté l'existence des plaques rasées ! Les a-t-on vues dans les temps actuels, dans l'épidémie dont nous nous occupons ? Nous en appelons au témoignage de MM. Périer, Ferraton, Frison, Lavigne, Leplat, etc., etc., qui ont eu à traiter les typhiques des hôpitaux du Dey, de Médéah, de Delhys, de Milianah, d'Orléansville. Aucun d'eux n'a jamais signalé rien de semblable. Et ce n'est pas là une de ces découvertes histologiques pour lesquelles des instruments spéciaux ou des préparations particulières soient nécessaires ! Non, ces plaques sont visibles à l'œil nu ! Et nous qui étions à Alger, nous qui assistions à des autopsies de typhiques, faites à trois kilomètres de l'hospice de Mustapha, lieu d'origine de la découverte, nous n'en aurions pas entendu parler, et surtout nous n'aurions pas cherché à en contrôler l'exactitude (1) ?

Non-seulement l'existence des plaques rasées n'avait été constatée par aucun autre observateur que par M. le docteur Maurin, mais encore personne ne s'était avisé d'écrire (voy. Maurin, p. 59) : « Tenons aussi grand compte de « la rétraction du ventre, observée d'une manière générale « et portée très-loin chez quelques malades jusqu'au point « (p. 76) de prendre une forme de nacelle. » Nulle part il n'avait été avancé (voy. p. 69) que, « à l'examen des « urines par tous les réactifs, nous n'avons constaté aucune « altération particulière. » Nous en passons, car il faut se borner. De toutes les remarques que nous avons faites, nous avons acquis la conviction que M. le docteur Maurin a eu sans doute à traiter quelques typhiques, mais qu'il a eu un plus grand nombre de faméliques, et que d'un composé hybride de faméliques, de typhiques et d'autres états morbides, il a créé une entité factice, qu'il a décrite sous le nom de typhus des Arabes. Nous sommes d'autant plus disposé à accepter cette manière de voir, qu'elle est corroborée

(1) Qu'on ne nous objecte pas que M. Maurin a décrit le typhus des Arabes, et que celui-ci diffère du typhus des Européens. C'est là une de ces hérésies contre lesquelles protestent tous les médecins qui ne se contentent pas d'étudier seulement dans leur cabinet. Il en est, en effet, du typhus comme de la variole pour les maladies zymotiques, comme de la pneumonie pour les phlegmasies. Ces affections sont les mêmes chez l'Européen et chez l'Arabe. Au reste, le mot typhus est très-élastique, et déjà en 1864, année de guerre et de misère, nous avions entendu parler du *typhus de la faim*, sans qu'aucun observateur sérieux eût signalé un seul cas authentique de typhus.

par les lignes suivantes que nous extrayons des *Mémoires de médecine et de chirurgie militaires* (p. 543, t. XXIII, 3e série) : « Nos camarades de l'Algérie ont remar-« qué que l'insuffisance de l'alimentation, l'inanition lors-« qu'elle agit en dehors de l'infection produite par l'encom-« brement, a pour effet pathologique essentiel l'émaciation « de tous les tissus et l'atrophie de la muqueuse intestinale « avec atrophie complète des glandes de la muqueuse. » Là se trouve, selon nous, l'origine des plaques rasées.

Il n'entre pas dans nos idées de nous poser en adversaire de M. le docteur Maurin. Esclave de la vérité, nous croyons devoir combattre une doctrine systématique, qui tend à rapporter tous les phénomènes qui surgissent, dans le cours de la maladie et à sa suite, à la présence d'altérations non encore décrites et qui auraient échappé à l'attention persévérante et aux recherches laborieuses des observateurs. Cette doctrine est sans doute séduisante, mais elle n'est point l'expression de la vérité.

Disons qui nous sommes et ce qui nous a poussé à entreprendre ce travail. Ancien médecin de l'armée d'Orient, nous avons eu un service de typhiques à l'hôpital de Péra, et, dans les derniers mois de notre séjour à Constantinople, nous avons été atteint nous-même du typhus. A notre retour en France, nous avons écrit dans les premiers mois de 1857 un mémoire sur la non-identité du typhus et de la fièvre typhoïde, que nous avons adressé à l'Académie de médecine.

En 1864, nous avons eu l'honneur de voir insérer dans les *Mémoires de médecine et de chirurgie militaires* (t. II, 3e série) un travail sur le même sujet.

Les hasards de notre vie militaire nous ayant mis une seconde fois en présence du typhus, on comprend que nous ayons saisi avec empressement l'occasion de l'étudier à nouveau !

Nous serons amplement récompensé si nous parvenons à démontrer que les principes admis à la suite de la guerre de Crimée sont encore aujourd'hui, relativement au typhus, l'expression de la vérité.

Lorsque la disette se manifesta en 1867 parmi les Arabes, chacun de nous eut la pensée de l'explosion probable et prochainedu typhus. Médecin traitant à l'hôpital du Dey, nous eûmes, comme tous, l'appréhension de l'apparition de cette affection. Mais nous avions beau être sur nos gardes, nous ne voyions pas de véritables cas de typhus bien caractérisés, dans notre service qui comptait de soixante-dix à quatre-vingts malades, atteints d'affections diverses, sporadiques ou endémiques. Le génie épidémique s'y traduisait d'une manière quasi-insensible. Nous y reviendrons plus loin.

Pendant ce temps se passaient les scènes lamentables, tristes fruits de l'horrible famine, au milieu desquelles des milliers d'Arabes succombèrent, dans les villes et plus encore dans les tribus et dans les champs.....

Les premiers cas de typhus authentique furent constatés à Milianah, par M. le docteur Lavigne, médecin en chef de l'hôpital militaire de cette ville (1).

Un grand nombre de faméliques avaient été admis d'urgence dans cet établissement. Le typhus n'y existait pas

(1) Rappelons qu'en Afrique tous les hôpitaux sont des établissements militaires, sauf celui de Mustapha, à Alger. Oran possède aussi, croyons-nous, un hospice civil. Partout ailleurs, Arabes indigènes et Européens, indigents ou non, sont traités dans les hôpitaux militaires.

Comme le service médical de la province est centralisé à Alger par le médecin divisionnaire, qui reçoit les rapports des médecins en chef de chaque hôpital, on peut établir avec certitude que le premier cas de typhus authentique a été constaté à Milianah.

encore. Mais peu après l'arrivée des Arabes, il ne tarda pas à s'y manifester. Sortit-il des plis des haillons sordides, des burnous fangeux, ou des exhalaisons nauséabondes des téguments externes et internes des affamés (1)? C'est ce que nous n'avons pas à rechercher ici. Ce qui paraît bien démontré, c'est que le typhus n'existait pas dans cet hôpital, et qu'il y apparut quelques jours après l'arrivée des Arabes. M. Périer, médecin en chef de la division d'Alger, se rendit aussitôt à Milianah et n'hésita pas à accepter le diagnostic porté par MM. Lavigne, médecin major, et Maratray, médecin aide-major de première classe.

Des faméliques avaient été aussi admis en grand nombre à l'hôpital civil d'Alger, sis à Mustapha inférieur, *extra muros*. L'espace venant à manquer dans cet établissement, ces malheureux avaient, par ordre supérieur, été dirigés sur l'hôpital militaire du Dey, qui depuis la conquête avait toujours reçu, dans ses salles, certaines catégories de la population civile, européenne et indigène. Des baraques, complétement isolées du reste de l'hôpital, avaient été mises à la disposition des faméliques, qui y étaient soumis au régime hospitalier.

L'opinion publique vivement émue du récit des calamités qui frappaient ces tristes victimes de la faim, de leur mort horrible dans les champs, sollicitait des secours plus effi-

(1) La population civile et militaire de Cherchell était encore sous le coup des émotions produites par ces fléaux (choléra, variole), dit M. Delassus, médecin en chef de l'hôpital de cette ville, que déjà des bandes d'indigènes venaient étaler sous ses yeux la misère la plus horrible... On aurait pu suivre la piste de ces malheureux à l'odeur infecte que répandait leur corps. Sur ceux qui sont entrés à l'hôpital, j'ai constaté que ce n'étaient pas seulement leurs guenilles très-sales qui étaient cause de ces émanations, toute leur économie paraissait être imprégnée de gaz qui se dégageaient de tout le tégument interne et externe. (Voir J. Perier, *Effets de la misère et typhus dans la province d'Alger*. In *Mémoires de médecine, etc., militaires*, t. II, 3e série, p. 490.)

caces et plus étendus que ceux dont pouvaient disposer les établissements hospitaliers. La création d'un dépôt, d'un refuge vint donner un corps à ces aspirations. Les faméliques y recevaient des vivres en nature, des aliments préparés et quelques-uns un gîte (1). Ce dépôt dit de l'Ancienne prison ou de la rue Salluste, fut une œuvre de haute charité et un éclatant témoignage de solidarité humaine ! L'autorité supérieure, s'associant à ces pensées généreuses, adjoignit au dépôt, des infirmeries situées hors de la ville. L'une de ces infirmeries fut instituée au fort des Anglais, sur le bord de la mer, à une certaine distance de l'hôpital du Dey, l'autre au fort l'Empereur, sur une hauteur qui domine la ville. Quelques jours plus tard une troisième fut créée aux Tagarins.

Le nombre des faméliques qui affluaient vers Alger grossissant sans cesse, et l'envahissement de la ville par ces bandes affamées devenant un danger public, l'autorité dut recourir à une mesure extrême, le rapatriement de ces misérables, qui furent reconduits dans leurs tribus d'origine, où les secours les suivirent. Des militaires (gendarmes, soldats du train, matelots) furent employés à ce service de rapatriement, et se trouvèrent ainsi en rapport plus immédiat et plus prolongé avec les faméliques. Quelques-uns d'entre eux furent atteints de typhus. D'autre part, le dépôt de la rue Salluste continuant à fonctionner (car le rapatriement ne pouvait pas s'appliquer indistinctement à tous), des militaires qui y remplissaient les fonctions de surveillants et d'agents d'exécution tombèrent aussi victimes du

(1) Un comité de dames européennes présidé par Mme de Mac-Mahon, duchesse de Magenta, eut la direction de ce dépôt, dont le service médical échut à M. le docteur Besançon, médecin major de 1re classe.

fléau. Enfin des employés des bureaux arabes, des médecins et des infirmiers militaires détachés de l'hôpital du Dey, pour le service du fort l'Empereur et des Tagarins, présentèrent aussi des cas de typhus. A ces diverses catégories il faut ajouter un certain nombre de malades, qui, sans relations immédiates avec les affamés, furent atteints de l'affection, soit parce qu'il existait des foyers de contagion disséminés, soit parce que la constitution médicale régnante prédisposait au typhus : De tous ces éléments se forma le service des typhiques de l'hôpital du Dey, dont M. Périer, chef du corps médical militaire de la province, prit la direction. Une des salles de notre service (salle 3 *bis*), assez bien isolée de nos autres salles, reçut une destination spéciale. Elle fut, par ordre, affectée aux typhiques douteux, envoyés par les régiments ou déclarés à l'hôpital. Nous avons ainsi reçu un certain nombre de typhiques, dont nous avons pu étudier les premiers symptômes, et que, nous avons suivis ensuite, alors que, la maladie étant confirmée, nous les avons à notre tour évacués sur le service spécialement créé pour eux. Par le fait du passage de ces malades dans notre salle 3 *bis*, nous avons pu étudier les phases diverses de leur affection, puisque nous les voyions au début et que nous pouvions continuer à les observer dans le service de notre honorable et digne chef, M. Périer, qui nous a laissé, avec une bienveillance toute particulière, toute latitude à cet égard.

On comprendra dès à présent, par l'installation même de cette salle des douteux, que le diagnostic n'est pas toujours aussi net et aussi évident que quelques-uns le pensent. L'erreur est possible. Nous ne disons pas qu'elle est facile..... Mais nous pouvons affirmer que, malgré l'attention la plus complète, elle peut être commise dans les premiers jours..... De là les difficultés qui surgissent dans les contrées où le typhus et la fièvre typhoïde sont endémiques!

L'étude que nous entreprenons viendra, pensons-nous, à l'appui des principes traditionnels admis en matière de typhus. En effet, quoiqu'il soit toujours bien difficile, dans les affections infectieuses et épidémiques, de bien déterminer le foyer d'origine, parce que la maladie se manifeste le plus ordinairement en divers lieux à la fois, nous pensons cependant prouver que le typhus s'est produit sous l'influence de l'altération de l'air déterminée par l'encombrement d'organismes humains, atteints d'affections graves. Ce principe, admis par tous les médecins qui ont étudié le typhus, n'a point paru, dans l'épidémie d'Alger, avoir une importance majeure, et c'est ainsi que notre très-respectable chef, M. Périer, a pu être amené à penser que les faméliques portaient en eux, dans les plis de leurs burnous, le ferment latent du typhus, dont ils ne ressentaient pas l'action eux-mêmes, mais qu'ils pouvaient communiquer aux Européens bien portants. « Le voisinage et le contact « des faméliques non typhiques ont été pour les Européens « une cause active d'infection. »

« Les vêtements des faméliques ont eu des effets en tout « semblables à ceux que produisaient les indigènes qui en « avaient été couverts. » Telles sont en effet deux des conclusions de l'œuvre aussi remarquable que consciencieuse de M. Périer (voy. t. XXII et XXIV, 3e série, des *Mémoires de médecine militaire*.)

« Les faméliques, ajoute-t-il, ont montré la tolérance la « plus remarquable relativement au principe typhique dont « ils étaient la source ; ils succombaient en grand nombre

« mais sans présenter le plus ordinairement aucun des si-« gnes du typhus. » Cela est parfaitement exact. Ces malheureux, épuisés, émaciés, réduits à l'état squelettique, expiraient au milieu des champs où, occupés, comme dit le poëte,

A chercher le soutien d'une mourante vie,

ils ne trouvaient que des herbes indigestes ou sans vertu nutritive. Ils ne succombaient point au typhus, qu'ils n'avaient pas, mais ils périssaient de l'inanition et des altérations des liquides et des solides qu'elle détermine. Le typhus n'existait point encore, il n'apparut que plus tard. Mais dans quelles conditions ? Lorsqu'on eut reçu des faméliques dans les hôpitaux, ou lorsqu'ils se trouvèrent réunis en certain nombre, dans des locaux confinés. C'est là un point essentiel et sur lequel on ne saurait trop insister, car il donne la clef de la genèse du typhus. La présence des faméliques au milieu d'autres malades, contaminant l'air, concentrant les éléments nocifs qui s'échappaient de leurs organismes si profondément altérés, couverts de vermine et d'enduits malpropres, a produit cette fermentation mystérieuse qui engendre le miasme. Ces premiers foyers une fois créés, il s'en est développé d'autres par la puissance de ce *quid divinum* que mentionne Hippocrate dans ses *Épidémies*. C'est ainsi qu'au début de l'épidémie nous avons été appelé en consultation auprès d'un capitaine du 1er zouaves, par un de nos vieux camarades des hôpitaux de Constantinople, le docteur Jalabert, médecin major de 1re classe. Ce capitaine, malade depuis trois jours, n'avait point eu de rapports avec les faméliques, mais il demeurait dans le quartier arabe et il était en relations suivies avec une famille indigène. Aucun doute n'était possible sur la nature de la maladie. Malgré nos instances pour lui faire quitter le milieu infectieux dans lequel il vivait, cet officier s'opiniâtra à y demeurer, et déploya en cette circonstance une énergie indomptable et bien étrange dans une situation aussi grave. Il consentit enfin à quitter sa demeure, quarante-huit heures plus tard, alors qu'il ne restait plus guère d'espoir. Il succomba, en effet, deux jours après son entrée à l'hôpital. Ces foyers multiples étaient du reste alimentés par l'arrivée incessante, dans la ville, de faméliques qui, attirés par les secours prodigués par la bienfaisance européenne, obtenaient de leurs coreligionnaires, dans les fondouks, dans les cafés maures et ailleurs, des abris où ils s'entassaient en grand nombre. Comme beaucoup d'entre eux étaient atteints d'affections intestinales dues à l'inanition, comme d'autre part ils étaient d'une malpropreté extrême, ils créaient assez rapidement un milieu favorable au développement du miasme. Il y avait donc ainsi, dans la ville, des causes permanentes de production et d'élaboration du contage.

Nous avons mentionné plus haut la création des infirmeries *extra muros*. C'est ici le lieu d'y revenir. Un grand nombre d'affamés reçus au fort des Anglais y sont morts, mais non du typhus. Un jeune médecin des plus distingués, M. le docteur Pernod, qui avait été chargé par M. Périer de la direction de cette infirmerie, nous a assuré, à plusieurs reprises, qu'il n'avait point de typhiques dans son service, et de fait, il n'y en avait pas. La force vitale amoindrie chez les faméliques, réduite à son minimum d'action, par les pertes incessantes éprouvées par l'organisme, par l'autophagie prolongée et par l'absence d'éléments réparateurs, ne suscitait plus les réactions nécessaires, contre les causes de destruction greffées dans l'intimité des tissus (1). La température s'abaissait et la vie s'éteignait avec une facilité et une rapidité déplorables. Rien n'y faisait, ni le régime bien ordonné, ni les médicaments, ni les conditions hygiéniques meilleures ! La mort saisissait la proie que l'inanition lui avait préparée. L'entérite, l'entéro-colite, la pleurésie, la pneumonie lobulaire, des érysipèles, etc., telles furent fréquemment les expressions anatomo-pathologiques de la terminaison fatale. Ajoutons-y la cachexie famélique, révélée par l'état squelettique ou des infiltrations plus ou moins étendues ; abdomen rétracté ; tube digestif rétréci, émacié, peu résistant à la pression, s'étirant en cordon et se déchirant facilement, muqueuse ramollie, etc. Il n'y eut point là de typhus. Nous pouvons le certifier, car, à plusieurs reprises, nous avons visité cette infirmerie, parfaitement isolée, située sur le bord de la mer et à une assez faible distance de l'hôpital du Dey, où notre service nous appelait tous les jours. Nous devons insister sur cette absence du typhus dans cette infirmerie, où il y a eu cependant beaucoup de décès, parce que, s'il n'y a pas eu de typhus, l'encombrement n'y a non plus jamais existé. De plus, on y avait imposé une propreté extrême, et on veillait à ce que l'aération y fût large et permanente.

Il n'en a pas été de même au fort l'Empereur, et ce qui s'y est passé, peut être considéré comme une sorte d'expérience et de contre-épreuve instituées par le hasard, pour nous faire mieux apprécier les causes qui président à la genèse du contagium. Dans cette infirmerie étaient réunis

(1) Voir les expériences de Chossat et celles plus récentes de Claude Bernard, sur l'inanitiation.

un assez grand nombre de faméliques qui, comme ceux du fort des Anglais, n'avaient présenté au moment de leur admission aucun symptôme de nature typhique. Les uns et les autres avaient été soumis, au préalable, à un examen médical sérieux, qui avait eu pour but d'éliminer des infirmeries tout malade typhique. Ceux du fort des Anglais restèrent indemnes de typhus, tandis que les autres ne tardèrent pas à en offrir quelques cas. D'où cela venait-il? De la différence des milieux! Autant la propreté et les soins d'aération étaient surveillés et pratiqués dans le premier établissement, autant ils étaient négligés et méconnus dans le second, par suite de cet aveugle fatalisme, rarement source de force, plus souvent cause de la faiblesse et de l'inertie des nations soumises au Coran. *In cha Allah* (s'il plaît à Dieu)! disent-elles, nous serons sauvées; s'il veut au contraire nous faire périr, rien ne pourra nous soustraire à la mort. Ainsi préparées à toutes les misères, à toutes les désolations, elles courbent la tête sous la main du Tout-Puissant, et meurent en silence! L'imprévoyance, l'absence d'énergie et de ressort dans les luttes de la vie, l'inobservance des règles les plus élémentaires de l'hygiène publique et privée, tels sont parmi bien d'autres imperfections, les fruits amers de cette doctrine funeste. Tels étaient les Arabes que la pitié avait introduits au fort l'Empereur, et qui malheureusement, pendant les premiers jours, n'ont point été assujettis à l'active et vigilante surveillance exercée sur leurs coreligionnaires du fort des Anglais. Enveloppés dans leurs burnous sordides, ils couchaient sur de la paille qu'on renouvelait fréquemment, mais qu'ils salissaient parfois de leurs déjections. Ils avaient une horreur extrême de l'air extérieur, et à peine la visite était-elle terminée, ils s'empressaient, malgré toutes les injonctions, de fermer toutes les fenêtres et de se plonger dans une atmosphère méphitisée. En vain M. le docteur Joubin, chargé de ce service, se prodiguait-il pour veiller à l'exécution des mesures hygiéniques que les circonstances commandaient, et auxquelles il attachait une si grande importance, le fatalisme incorrigible entravait toutes ses prescriptions.

M. Joubin tomba victime de son dévouement! Il entra à l'hôpital du Dey le 11 mars, accusant les symptômes généraux de la pyrexie, et présentant une éruption morbilliforme confluente et générale, sauf sur le visage. Il mourut le 15 mars après cinq jours de traitement.

M. le docteur Biscarrat, médecin aide-major, attaché à notre service du Dey, reçut la mission de remplacer M. Joubin au fort l'Empereur. Nous l'engageâmes à prendre toutes les précautions que nous suggérait notre sollicitude : désencombrement s'il existait ; propreté parfaite et aération permanente, de jour et de nuit, des locaux habités par les Arabes ; institution de plantons pour la surveillance de l'aération; renouvellement quotidien de la paille du couchage ; usage des désinfectants (chlorure de chaux, sulfate de fer, acide phénique). Éviter de demeurer dans le fort (comme M. Joubin, qui s'y était établi), et même garder son logement en ville, afin d'être obligé de parcourir de longs espaces, pour se rendre à son service et pour en revenir, etc., etc. Malgré ces conseils et leur stricte application, M. Biscarrat ne garda pas longtemps ce service. Au bout de sept jours il était atteint à son tour, et, jouissant encore de toute sa raison, il nous affirmait que parmi les malades qu'il avait eu à soigner, il s'en trouvait un certain nombre qui présentaient des symptômes non douteux de typhus.

D'après ce qui précède il est donc établi :

1° Que des milliers de faméliques abandonnés à eux-mêmes, ou dans des dépôts non encombrés, moururent d'affections autres que le typhus, ayant toutes pour origine l'inanition;

2° Que le typhus apparut avec l'admission des faméliques dans les hôpitaux, rapidement encombrés ;

3° Qu'il se manifesta au fort l'Empereur où existait l'encombrement;

4° Que le fort des Anglais non encombré fut indemne de typhus.

Ne sont-ce pas là autant de preuves de la puissance nocive de l'encombrement et de son intervention dans la genèse du miasme?

Déjà, dans les mois précédents (janvier et février), nous avions dans nos rapports à notre digne chef, M. Périer, rendu compte de certains faits qui frappaient notre attention. Plusieurs malades de notre service (qui, comme nous l'avons dit, comprenait de soixante-dix à quatre-vingts hommes, atteints d'affections endémiques ou sporadiques) avaient offert à l'observation une éruption cutanée semblable à celle dite des taches rosées, et cependant ils n'avaient pas de fièvre typhoïde, quoiqu'ils eussent la plupart une fièvre continue ou rémittente. Avaient-ils le typhus? Nous ne pouvions nous prononcer avec certitude, car c'était en général des cas bénins, et ne présentant par conséquent aucun des symptômes graves du typhus.

Or, nous l'avouons en toute humilité, nous ne pouvions, ni d'après les auteurs, ni d'après nos souvenirs d'Orient, ni d'après les récits qu'on nous faisait des calamités qui accablaient les populations arabes; nous ne pouvions, disons-nous, nous représenter le typhus ne prélevant aucune victime parmi nous. Nous étions naturellement porté à invoquer l'influence d'une constitution médicale spéciale, déterminant l'apparition chez quelques malades de quelques symptômes du typhus, d'un typhus avorté si l'on veut, mais non ceux du vrai typhus.

Comme ces faits nous ont grandement étonné, et comme d'autre part ils ont été observés avec soin dans notre service, nous désirons en reproduire quelques-uns. Ils confirmeront quelques médecins dans la pensée qu'ils ont eue, d'une constitution médicale épidémique, tandis que d'autres y trouveront ces ébauches de typhus dont on a parlé en tout temps, et qui ont été considérées comme dépendant d'une typhisation à petite dose.

Observation I. — Hohviller Charles, caporal au 1er zouaves, de forte constitution, âgé de 29 ans, entre à l'hôpital du Dey, le 16 février 1868. En Afrique depuis trois ans, bien portant, mais antérieurement à Rome a eu des accidents paludéens de peu de gravité. — Indisposé depuis huit jours. — N'a point eu de rapports avec les Arabes faméliques. — Pendant quatre jours appétit diminué et sommeil pénible. — Au bout de ce temps frissons suivis de chaleur et de sueurs abondantes. — Insomnie, agitation et rêves pénibles, cauchemars. — L'accès fébrile reparaît deux jours de suite et l'insomnie persiste ainsi que l'agitation.

Etat actuel. — Facies pâle et abattu. — Céphalalgie frontale. — Intelligence nette. — Parole un peu lente. — Pouls modérément développé, dépressible, à 84; chaleur sèche. — Langue blanche et muqueuse au milieu, rouge aux bords, non collante. — Abdomen un peu dur, sans douleur à la pression. — Soif grande. — Anorexie. — Constipation depuis deux jours. — N'a pas eu d'épistaxis.

Éruption confluente de taches rosées sur la poitrine, l'abdomen et les membres inférieurs.

P. D. Lim. tart. 2. — Pot. ipéca. 1 gr. et sulf. de soude 20 gr. — sulf. qui. 0,8.

19. L'état est le même. — L'insomnie, les rêves et les cauchemars ont été aussi fatigants. — Vomissements et quatre selles.

P. Bouillon et limonade tartriq. — Sedlitz 1 verre. — Sulf. qui. 0,8.

20. Sommeil, sans agitation ni rêves. — L'intelligence est nette, la parole aisée. — Pas de céphalalgie. — Pouls à 72; chaleur cutanée moindre. — Langue muqueuse et blanche au centre, rouge aux bords. — Abdomen modérément développé, sans douleur à la pression. — Appétit. — Soif moindre. — Deux selles. — L'éruption persiste.

P. soupe au lait et pruneaux. — Limonade tartrique et vin de quinquina.

Deux jours après, l'état général est bon. L'éruption a disparu. L'appétit est excellent et nous prescrivons deux portions le matin, une le soir, volaille, œuf sur le plat, deux portions de vin, limonade et vin de quinquina. Guéri le 24, il sort le 27.

Observation II. — Son, caporal sapeur au 34e de ligne, jouissant d'une bonne constitution, a été atteint, il y a deux jours, dans la matinée, d'une violente céphalalgie, qui a été suivie de frissons, de chaleur et de sueur. — La nuit fut insomnieuse. — La céphalalgie a persisté depuis, ainsi que l'insomnie, mais il n'y a plus eu de frissons. — A eu, dit-il, un accès semblable à Orléansville, l'année dernière.

Etat actuel, 19 *février*. — Insomnie et gémissements pendant la nuit. — Facies turgescent. — Yeux brillants. — Céphalalgie vive. — Parole aisée. — Plaintes continuelles. — Pouls modérément développé, dépressible à 92. — Chaleur cutanée sèche. — Langue muqueuse et jaunâtre au milieu, rouge aux bords. — Abdomen un peu développé, sans douleur à la pression, sans gargouillement. — Soif. — Anorexie. — Constipation. — Éruption discrète de taches rosées sur la poitrine et l'abdomen.

P. D. Lim. tart. — Sulf. quin. 1gr,2. — Sulf. soud. 20 gr. — Oxycrat. — 8 sangsues à l'anus.

20 février. Sommeil. — Facies bon. — Chaleur cutanée moindre. — Pouls à 72. — Langue muqueuse et jaunâtre. — Abdomen mou, sans douleur, taches rosées. Il y a eu encore quelques gémissements.

P. Bon. Lim. tart. 2. — Sedlitz 1 verre. — Sulf. quin. 1 gr.

21. Sommeil parfait. — Intelligence nette. — Facies normal. — Pouls à 60. — Langue large, humide, grisâtre. — Abdomen mou; gargouillement dans les deux fosses iliaques. Il existe chez ce malade, écrit le rédacteur de l'observation, des taches rosées évidentes s'effaçant sous la pression du doigt, et cependant, d'après son dire, il se portait parfaitement jusqu'à la date du 18. — Appétit. — Soif moindre. — Quatre selles.

P. 1/2 soupe au lait, 1/2 pruneaux. — Eau de Sedlitz 1 verre. — Sulf. quin. 1 gr.

22. Sommeil. — Facies bon. — Pouls à 60. — Langue un peu jaunâtre, muqueuse; abdomen mou, indolore; gargouillement dans les deux fosses iliaques, quelques taches rosées sur la poitrine et on observe sur l'abdomen quelques taches de teinte violacée se rapprochant des taches ombrées. — Appétit. — Une selle.

P. 1 p. vol., opl., 2 p. vin. — Lim. tart. 2. — Sulf. quin. 1 gr.

23. Le malade s'est levé hier. — Facies bon. — Pas de céphalalgie. — Température normale. — Pouls à 60. — Langue grisâtre muqueuse, humide. — Abdomen mou, indolore. — Gargouillement à droite. — Taches rosées persistantes. — Appétit. — Une selle.

P. 2. le matin, 1 p. le soir. — Pan. de vol. œuf pl., 2 p. vin. — Lim. tartr. 2. — Sulf. quin. 1 gr.

L'état du malade continue à être aussi satisfaisant que possible, et il sort de l'hôpital le 26 février.

Observation III. — Kirstetter Antoine, voltigeur au 34e de ligne, âgé de 25 ans, d'une bonne constitution, en Afrique depuis trois ans et demi, a eu la fièvre à Orléansville, il y a quinze mois, et n'a plus été malade depuis. Indisposé depuis dix jours. Pendant quatre jours faiblesse considérable dans les jambes. — Céphalalgie. — Insomnie. — Appétit diminué. — A continué son service malgré son état. Il y a six jours à dix heures du matin frissons suivis de chaleur et de sueurs. — Insomnie complète. — Céphalalgie vive. — L'accès fébrile a reparu encore deux jours, mais sans frissons. Il entra à l'infirmerie du régiment, y prit une potion avec ipéca et du sulfate de quinine, et fut enfin envoyé à l'hôpital.

État actuel 21 février. — Facies coloré et congestionné. — Conjonctives un peu injectées. — Insomnie. — Rêves pénibles. — Céphalalgie. — Bourdonnements d'oreilles, marche incertaine, titubante. — Chaleur cutanée, sèche. — Pouls à 76. — Langue muqueuse, couverte d'un enduit jaunâtre. — Abdomen un peu dur, développé, douloureux à la pression. — Anorexie complète. — Soif.

Taches rosées sur l'abdomen et la poitrine. — Toux fréquente la nuit. — Crachats muqueux, grisâtres, non adhérents au vase.

P. B[on]. Lim. tart. 2. — Sedlitz 1 v. — Sulf. quin. 0,8.

22. Sommeil. — Facies moins coloré. — Céphalalgie persistante, mais plus faible. — Langue muqueuse et jaunâtre. — Abdomen moins développé. — Appétit. — Soif modérée. — Deux selles. — Persistance des taches rosées.

P. 1/2 pan. Lim. tart. 2. — Sedlitz 1 v.

24. État général bon. — Les taches rosées persistent. — Appétit. — Les aliments sont augmentés. On donne du pain, des œufs, du vin, etc. — Les taches rosées disparaissent le 26. Le malade est guéri, mais il reste de la faiblesse générale. Nous le gardons jusqu'à la date du 12 mars, où il quitte l'hôpital après avoir mangé les trois portions, à partir du 3 du mois.

Nous pourrions encore relater plusieurs autres observations semblables, notamment celle de Dulaurre, matelot à bord du transport *l'Ardèche*, entré le 26 février et sorti le 10 mars, celle de Vriotte, infirmier militaire, entré le 15 mars et sorti le 21 avril, de Thibaudeau du 37e de ligne, entré le 11 avril et sorti le 3 mai et enfin celle de Boutchicha ben Achmet du 1er régiment de tirailleurs algériens, entré le 27 février et sorti le 11 mars. Tous ces malades ont été considérés comme atteints de fièvre rémittente ; mais, en relisant les observations, il est impossible de ne pas être frappé des rapports qu'ils présentent avec le typhus. Aussi les considérons-nous comme des cas de typhus méconnus.

Nous arrivons actuellement à nos observations de typhus.

Observation I. — M. Biscarrat, médecin aide-major, jouissant d'une bonne constitution, avait pris le 12 mars 1868 le service du fort l'Empereur. Le 20 au soir il nous faisait appeler dans son logement de la rue Bab-el-Oued, qu'il avait conservé sur notre recommandation. Il accuse de l'inappétence et de la faiblesse générale datant de la veille. Il nous dit qu'il a pris le matin un gramme de rhubarbe, et ce soir vers cinq heures, à son retour du fort, un bouillon qu'il a vomi aussitôt. Depuis ce moment il a dans les jambes et dans le dos des frissons qui l'ont forcé de prendre le lit. — L'intelligence est nette, la parole assez facile, mais le facies est abattu. — Il y a de la céphalalgie sus-orbitaire. — Chaleur cutanée à peu près normale. — Pouls à 72, modérément développé, dépressible. — Langue rosée, sans enduit. — L'abdomen est sans douleur, naturel. — Anorexie. — Soif modérée. — Il prend de l'infusion de tilleul et de feuilles d'oranger, et on applique des compresses d'oxycrat sur le front.

21. Le sommeil a été agité par des rêves pénibles. — Il y a eu un peu de subdélire. — Actuellement l'intelligence est nette. — Le facies, plus abattu qu'hier, est inquiet. — Le pouls est à 72 et la chaleur est plus développée que la veille. — La langue est muqueuse et blanche au milieu, rosée aux bords et à la pointe. — L'abdomen est mou et indolore. — Il y a eu une selle la nuit.

P. B[on]. — Lim. cit.-vineuse 2. — Oxycrat. front. — 1 v. d'eau de Sedlitz. — Sulf. quin. 0,8.

22. Il n'y a point de changement favorable. — La nuit a été aussi agitée et les rêves et le subdélire ont existé. — Toux spasmodique qui fatigue beaucoup. — L'auscultation ne révèle rien de particulier.

Mêmes prescriptions.

24. L'exacerbation vespérienne a été plus prononcée et l'agitation a été très-grande. — Facies inquiet et prostré. — Yeux brillants. — Céphalalgie. — L'intelligence est nette actuellement. — Parole lente, un peu hésitante. — Pouls à 92, dépressible. — Langue blanche et muqueuse au centre, rosée aux bords. — L'abdomen est plus développé et douloureux à la pression. — Il y a eu trois selles. — La soif est très-grande. — L'anorexie est complète. — La peau est chaude et sèche et sur la poitrine, le ventre et les membres il existe une éruption

confluente de taches rosées, éruption morbilliforme, s'effaçant sous la pression du doigt.

Nous avions dès le deuxième jour proposé au malade d'entrer à l'hôpital. Il reconnaît aujourd'hui la difficulté de rester à l'hôtel où il est complétement isolé. Il est porté à l'hôpital du Dey et placé dans le service des officiers, dirigé par M. Loyer, médecin principal.

25. Nuit très-agitée. Il y a eu du délire, des étouffements, des douleurs thoraciques et le malade craignait de s'endormir à cause de la congestion cérébrale que le sommeil détermine. C'est du moins l'explication qu'il nous donne de son insomnie, qui d'après lui est volontaire. La langue est toujours muqueuse et la soif très-grande.

P. B[on]. Eau vineuse 5 pot. — Eau de Sedlitz 1 v.
Émulsion camphrée pour le soir et vésicatoire sur le sternum.

26. Agitation nocturne. — Céphalalgie persistante. — Facies prostré, avec une expression de stupeur. — Ouïe plus dure. — Pouls fréquent et plus petit à 110. — Chaleur cutanée considérable. — Langue blanche et muqueuse, haleine fétide, abdomen mou et indolore. — L'éruption de taches rosées est générale, sauf sur la figure. — Le malade toujours inquiet de son état aperçoit l'éruption qui existe sur les avant-bras et un peu sur les mains et établit son diagnostic (1).

P. B[on]. — Eg. ed. 2. — Pect. ed. 2. — Pot. antispasm. — Pans. du vésic. av. du chlorhyd. de morph.

27. Agitation moindre la nuit, mais la fréquence du pouls a été très-grande vers le soir. — Quelques heures de sommeil plus tard. — Céphalalgie moindre ce matin, mais les yeux sont toujours brillants et de plus les conjonctives sont injectées. — Stupeur. — Pouls petit, à 96°. — Chaleur cutanée sèche. — Langue blanche et muqueuse au milieu, rosée aux bords. Abdomen développé, un peu douloureux à la pression de la fosse iliaque gauche. — Un peu d'appétit. — Soif toujours grande. — Constipation.

P. 1/2 Verm., 1/2 prun. — Eau gom. vin. 3. — Pect. édul. 1. — Eau de Seltz. — Pot. antispasm. — Sulf. de magnésie 15 gr.

(1) Nous avons d'autres exemples semblables et nous nous rappelons avoir eu nous-même la notion de la maladie dont nous étions atteint, à la vue de l'éruption qui siégeait sur nos bras et nos mains.

28. Même état. — Mêmes prescriptions.

29. Un peu de sommeil. — Facies anxieux, pâle. — Intelligence plus nette. — Chaleur sèche. — Pouls à 106°. — Langue blanche et muqueuse, abdomen développé, ballonné, indolore à la pression. — Gargouillement dans les deux fosses iliaques. — Soif. — Anorexie. — Trois selles. — La toux persiste et il y a quelques râles muqueux à la base des poumons. — Expectoration muqueuse, grisâtre, non adhérente au vase.

On remarque aujourd'hui que l'éruption est constituée par des taches rosées d'une part et de l'autre par des taches plus foncées, de couleur vineuse. — Celles-ci ne s'effacent pas sous la pression du doigt.

P. 1/2 Verm. — Prun. — Eau gom. vin. 3. — Lim. cit. vin. 1. — Eau de Seltz. — Pot. antispasm.

31. Facies meilleur, moins anxieux, toujours pâle, la céphalalgie n'existe plus et il y a eu du sommeil une partie de la nuit. — L'intelligence est nette actuellement. — La chaleur cutanée est moindre et le pouls est moins fréquent, à 96. L'abdomen est moins ballonné. — Disparition des taches rosées. — Persistance des pétéchies, soif moindre. — Anorexie. — Une selle.

P. Bon. 2 port. de vin. — Til. éd. 3. — Sulf. de quin. 1 gr. op. à prendre en 2 fois.

2 avril. — L'amélioration qui existait a disparu. — La stupeur qui avait presque cessé est plus marquée aujourd'hui. Le facies est en outre pâle. — Surdité et somnolence continuelle. — L'intelligence est lourde, paresseuse. — La parole est tremblante, hésitante. — Il y a du marmottement, du subdélire. — Chaleur cutanée sèche. — Pouls modérément développé, à 86. Langue rouge aux bords, muqueuse et blanche au centre; abdomen encore ballonné, indolore à la pression. — Soif grande. — Anorexie. — Trois selles. — Les pétéchies ont une teinte moins rouge, les unes sont brunâtres, les autres jaunâtres.

P. Bon. Til. éd. 4. — 15 pil. sulf. de quin à 0gr,1. — Vin sucré.

3. La position restant la même, le traitement est modifié. On prescrit une infusion de café 120 grammes, et 5 centigrammes d'extrait gommeux d'opium.

Sous l'influence de cette médication nouvelle, la sécheresse de la peau se modifie, la température baisse, le pouls diminue, devient plus large. — La surdité se dissipe et le ballonnement abdominal est moins prononcé dans la soirée.

4. L'amélioration se prononce davantage. Il y a eu des sueurs dans la journée et dans la soirée. La nuit a été bonne. — La stupeur a disparu complétement. — L'appétit se prononce.

P. B^on^. Til. éd. 3. — Vin de kina 60. — Café éd. 100 gr. — Pilule d'op. à 0gr,05. — Gg. acidulé.

6 avril. — Sommeil. — Facies bon, mais pâle. — Intelligence nette. — Parole plus facile. — Le système cutané a perdu sa chaleur anormale. — Le pouls est à 56. La langue, jaune et muqueuse au centre, est rosée aux bords. — L'abdomen est à peine plus développé qu'à l'état normal, il est indolore à la pression. — Pétéchies persistantes et apparition de sudamina; appétit faible. — Soif modérée. — Une selle.

P. 1 p. — 2 port. de vin. — Til 2. éd. — Café éd. — Vin kina.

7. Sommeil. — Facies pâle. — Yeux expressifs. — Intelligence nette. Se plaint de ne pas récupérer ses forces et de ne pouvoir se livrer à l'exercice. — Chaleur cutanée normale. — Pouls à 56. — Même état de la langue. — Abdomen encore un peu développé. Les pétéchies se voient encore sous forme de taches d'un brun jaunâtre. — Sudamina, soif et appétit modérés. — Une selle.

P. 1 p. — 2 port. de vin. — Til. éd. 2. — Café éd. 120 gr. — Vin kina.

Les jours suivants l'amélioration continue, le malade se plaint de fourmillements dans les membres et d'une assez grande faiblesse. Les pétéchies et les sudamina se dissipent. — Une desquamation légère a lieu. — L'appétit augmente de jour en jour et la guérison est enfin obtenue. M. Biscarrat quitte l'hôpital le 28 avril pour aller jouir d'un congé de convalescence dans sa famille.

Nous devons revenir sur quelques particularités de la marche de l'affection. Il y a eu une première rémission au huitième jour, à la fin de l'éruption rubéoliforme, et une deuxième au douzième jour, qui a coïncidé avec la disparition de cet exanthème. Une nouvelle aggravation s'étant manifestée le quatorzième jour, elle s'est prolongée jusqu'au dix-septième jour. Dans cette période il y a eu des sueurs qui ont amené une détente de l'orgasme inflammatoire, qui a été suivie bientôt d'une guérison complète. Nous pouvons pour ainsi dire suivre pas à pas l'évolution de l'affection. M. Biscarrat se portait très-bien lorsqu'il a pris le service du fort l'Empereur, à la date du 12 mars. Admettons que dès ce jour il ait subi l'influence de l'agent miasmatique. L'intoxication, qui était combattue par l'exercice au grand air, n'en a pas moins rapidement produit ses effets, puisque dès le 19 elle se manifestait par de la faiblesse générale et de l'anorexie et le 20 par de la fièvre, de l'agitation nocturne et du subdélire. Le sixième jour apparut sur les membres et une partie du tronc l'éruption confluente de taches rosées (morbilliformes) qui se généralisa ensuite. Le onzième jour on nota les pétéchies et le dix-septième jour les sudamina. Cette dernière éruption eut lieu tardivement. Pourquoi? Nous l'ignorons. Nous tenons à répéter ici que l'on trouve habituellement dans le cours du typhus les trois éruptions décrites ci-dessus.

Rappelons aussi que chez M. Joubin il existait, outre les taches rosées et les pétéchies, de véritables ecchymoses sur la sclérotique droite, sur l'abdomen et la poitrine.

Observation II. — Lebailly (Apollonius), caporal à la neuvième section d'infirmiers militaires, homme robuste et bien constitué, âgé de 30 ans, jouissant d'une bonne santé habituelle, entre à l'hôpital du Dey le 19 mars 1868. Le médecin de garde le fait placer au n° 18, salle 2, affectée aux maladies sporadiques. Il vient cependant du fort l'Empereur où depuis le 2 février il remplissait les fonctions d'infirmier de visite. Son indisposition date de cinq jours, mais antérieurement déjà il avait un peu de toux, qui ne le gênait point et qui ne l'empêchait pas de faire son service, qu'il a continué, du reste, jusqu'hier dans la journée. Il a assisté encore à la visite du matin. — Au début (il y a cinq jours), céphalalgie suivie d'insomnie, de rêvasseries, et accompagnée d'une grande chaleur, sans frissons ni sueurs, de faiblesse générale plus marquée dans les jambes, d'anorexie, de soif. Hier matin, pendant le service il a eu un étourdissement et la céphalalgie est devenue plus vive. Il a été envoyé d'urgence à l'hôpital.

Etat actuel. — 20 mars. — Insomnie. — Facies abattu. — Céphalalgie. — Intelligence nette. — Parole brève et saccadée. — Peau modérément chaude. — Pouls à 70. — Langue muqueuse, jaune au centre, rouge aux bords. — Abdomen un peu plus développé qu'à l'état normal, indolore à la pression. — Gargouillement dans la fosse iliaque droite. — Taches rosées. — Anorexie. — Soif. — Constipation. — La toux persiste, sans expectoration et sans signes particuliers à l'auscultation.

L'urine, de couleur de bouillon, traitée par l'acide nitrique, ne donne point d'albumine.

P. Lim. tart. 2. — O. miel 1. Pot. ipéca, 1 gr. et sulf. de soude 20 gr. — Sulf. de quin. 1 gr. — Oxycrat.

21. Insomnie sans rêvasseries. — Facies abattu. — Intelligence nette. — Peau chaude. — Pouls à 76. — Langue blanche et muqueuse au centre, sèche à la pointe. — Abdomen mou et indolore à la pression. — Gargouillement. — Taches rosées. — Soif vive. — Anorexie. — Vomissements et deux selles à la suite de la potion. — La toux persiste.

P. Bon. Lim. tart. 3. — O. miel. — Sedlitz, 2 v. — Sulf. de quin. 1 gr. le soir. — Oxycrat.

22. Même état. — Mêmes prescriptions.

23. Insomnie moindre. — Facies moins abattu. — Intelligence nette. — Chaleur cutanée moindre. — Pouls à 72°. — Langue muqueuse et jaunâtre, un peu sèche. — Abdomen mou et indolore à la pression. — Soif moindre. — Un peu d'appétit. — Six selles.

24. La nuit a été bonne, sans agitation, sans rêves. — Sommeil pendant plusieurs heures. — Le facies est peu abattu. — La chaleur cutanée est peu développée. — Le pouls est à 70. — La langue est muqueuse. — L'abdomen est mou et indolore, sans gargouillement.

On observe aujourd'hui sur l'abdomen et la poitrine deux éruptions; l'une de taches rosées, lenticulaires, l'autre de taches rouges de mêmes dimensions à peu près que les précédentes, et ne s'effaçant pas sous la pression du doigt. Elles sont plus rares que les taches rosées.

P. 1/2 verm., 1/2 pruneaux. — 1 port. de vin. — Lim. cit. 2. — Sulf. quin. 1 gr.

25. La position n'est plus la même ; elle s'est aggravée. — Agitation. — Rêves continuels. — Insommie complète. Dans ses rêves le malade voit des choses extraordinaires. — Il lui semble qu'il quitte son lit (il l'a quitté en effet, mais l'infirmier de garde est venu à son aide). — Actuellement son intelligence paraît nette. — Ses réponses sont lentes ; — il a des bourdonnements d'oreilles, des vertiges, de la céphalalgie. Il est absorbé en lui-même. — Son facies est sombre, comme cyanosé ; ses yeux sont brillants, injectés. — La chaleur cutanée est plus développée, et le pouls plus fréquent est à 84. La langue est jaunâtre et muqueuse au milieu, rouge aux bords. — Abdomen développé, douloureux à la pression des deux fosses iliaques, plus douloureux à gauche qu'à droite. — Gargouillement dans les deux fosses. — Soif. — Anorexies. — 1 selle.

Taches rosées et pétéchies. — Ces dernières plus abondantes qu'hier. L'urine par l'acide nitrique donne un léger diaphragme d'albumine.

P. Bon. — 2 p. vin. — Lim. vin. 2. — Pot. ext. de kina, 4.

Il est évacué aux typhiques.

26. Un peu de sommeil. — Facies sombre. — Yeux injectés, rouges. — Subdélire. — Chaleur cutanée développée ; pouls dépressible, à 96. — La langue et l'abdomen n'ont point subi de changement. — Les taches rosées sont très-rares, les pétéchies sont plus abondantes. — Quelques-unes pâlissent et prennent une teinte jaunâtre ou plutôt d'un brun pâle. — Sudamina. — Soif modérée. — Appétit. — 1 selle.

P. Bon. — Prun. — 2 p. vin. — Pot. gom. ext. de kina 4 gr. — Lim. vin. 2.

28. Le subdélire a existé pendant les deux jours qui viennent de s'écouler. Il a alterné avec un état semi-comateux. Ce matin, le facies est sombre, cyanosé, et la stupeur est très-prononcée. — Lorsqu'on excite le malade, il sort de sa torpeur et répond avec intelligence aux questions, mais il ne tarde pas à retomber dans son délire, qui est tranquille. — Il marmotte des mots inintelligibles. — Le pouls est plus fréquent, à 106. — La chaleur

plus développée que ces jours derniers. — La langue rouge aux bords est jaune au centre. — L'abdomen est développé, douloureux dans les deux fosses iliaques. — Soif grande. — Anorexie. — Constipation. — Les éruptions n'ont point changé d'aspect.

P. Semoule. — Orange. — 2 p. vin. — Lim. vin. 2. — Pot. antispasm. — Pot. ext. de kina, 4 gr. — Sulf. de quin. 0gr,6.

29. Amélioration. — L'agitation nocturne a cessé, de même que le délire et l'état semi-comateux. L'intelligence est lente, paresseuse, un peu obtuse et la parole tremblante, hésitante. La stupeur s'est dissipée et le facies est moins sombre, moins cyanosé. La chaleur cutanée est moins vive et le pouls est à 90. — La langue est humide, muqueuse, jaunâtre au centre. — L'abdomen est moins développé, à peine douloureux. — Soif moindre. — Appétit. — deux selles.

Mêmes prescriptions.

31. Sommeil. — Facies ouvert, intelligent, exprimant la satisfaction. La cyanose a disparu complétement. — Parole plus facile. — Chaleur cutanée normale. — Pouls à 72. — Langue muqueuse et jaunâtre. — Abdomen mou et indolore. — Soif modérée. — Appétit. — Une selle.

Des taches rosées, en petit nombre, des pétéchies et des sudamina existent encore sur l'abdomen et la poitrine. — La toux reparu de nouveau et fatigue le malade.

P. 1/2 part. de prun. — 2 p. vin. — Lim. vin. 3. — Pot. gom. avec oxym. illit. 15 gr.

1er avril. — État général bon. — L'appétit devient exigeant. — La toux persiste.

P. 1/2 p. — Pan. œuf à la coque. — Volaille. — 2 p. de vin. — Lim. vin. 3. — Pot. gom. av. oxym. scillit. 15 gr.

3 avril. — L'amélioration se prononce. Le malade a essayé de se lever hier. Il n'existe plus aucun trouble intellectuel. — L'injection des conjonctives a disparu complétement. Le facies est normal. — L'appétit augmente. — Les taches rosées n'existent plus; les pétéchies persistent, mais leur couleur s'atténue. — Desquamation.

La toux existe encore et à l'auscultation on entend quelques râles sous-crépitants aux deux bases. — Expectoration muqueuse, grisâtre, assez abondante.

P. 1 p. — Pan. œuf sur le plat. — Vol. — 3 p. de vin. — Lim. vin. 2. — Pot. av. oxym. scillit.

5. État général très-bon. — On augmente les aliments. — L'amélioration continue les jours suivants. — Les éruptions disparaissent complétement; la toux et l'expectoration cessent et le malade sort de l'hôpital le 14 avril, gardant encore un peu de faiblesse générale.

Réflexions. — Nous voulons faire remarquer qu'au moment de l'entrée de Lebailly dans notre service, nous avions en traitement un certain nombre de malades atteints de fièvre typhoïde. C'était le nommé Henné du 2e régiment du génie entré le 29 janvier, décédé le 11 février et dont l'autopsie n'avait laissé aucun doute possible sur le diagnostic. C'étaient Lambert de la 12e section d'ouvriers d'administration, entré le 30 janvier, Desbois et Bihner de la 9e section d'infirmiers militaires, entrés les 30 janvier, Isnard du 38e de ligne, entré le 2 février, Mantey, commis de l'intendance, entré le 13 février, Urbain du 1er de zouaves, entré le 17 février, Burgy du 10e d'artillerie, entré le 23 février. Il n'est donc pas étonnant que dans les premiers jours on ait cru avoir affaire à une dothiénentérie.

Quoique des médecins prétendent que la confusion n'est pas possible et que le diagnostic différentiel entre les deux pyrexies est toujours très-facile, nous sommes obligé d'avouer que nous avons été quelquefois dans le doute, surtout au début de l'affection. Du reste nous n'avons pas été seul dans cet état d'incertitude, et ce qui le prouve, c'est ce qui s'est passé pour Lebailly. Il est arrivé à l'hôpital du Dey, venant d'un lieu suspect. Le médecin de garde qui l'a reçu est docteur en médecine. Il a pour mission spéciale d'examiner les malades à leur arrivée, et de diriger immédiatement sur le service des typhiques tous ceux qui lui paraîtraient atteints de l'affection épidémique, bien caractérisée. Lorsque la pyrexie n'était pas bien évidente, le malade était envoyé aux douteux, et enfin lorsqu'il existait une maladie sporadique ou endémique, ce médecin veillait à ce que l'entrant fût mis en salle libre. Or, que se passe-t-il dans ce cas particulier? Après examen Lebailly est mis en salle libre!

Là il a pour voisins des hommes atteints de bronchite, de fièvre intermittente, de fièvre typhoïde, etc. Soumis à notre examen et à notre observation, nous enregistrons les phénomènes qui caractérisent son état morbide, comme nous notons les symptômes d'Henné, de Bihner, de Mantey, etc., atteints de dothiénentérie. Ceux-ci continuent à être soignés dans notre service, tandis qu'après huit jours celui-là est évacué aux typhiques. Nous mériterions donc de bien grands reproches, si le diagnostic était toujours aussi facile que le prétendent ceux qui se fondent sur l'odeur répandue par le malade ou sur la stupeur. Ce sont là, disent-ils, des signes infaillibles! Mais quand ils manquent, que convient-il de faire? Probablement ce que nous avons fait. Il faut en effet étudier le malade, et quelquefois attendre pour se former une conviction. Nous pourrions, si nous voulions, rapporter encore d'autres exemples, où le typhus a été méconnu les premiers jours. Nous nous contenterons de citer entre autres l'observation de Thiel, ex-soldat du génie, détenu au pénitencier de Bab-el-Oued, qui est resté en traitement à l'infirmerie de cet établissement, pendant six jours, et celle de Thirion du 2e d'artillerie qui, étant atteint de fièvre intense, de céphalalgie, d'agitation nocturne, accompagnée de gémissements et de plaintes, etc., est soigné au quartier, y prend du sulfate de quinine pendant quelques jours, et vient à l'hôpital dans un état typhique très-caractérisé, et offrant sur la poitrine et l'abdomen une éruption double de taches rosées et de pétéchies.

Nous désirons revenir ici sur une question importante, que nous avons déjà abordée plus haut, celle qui est relative à la genèse du typhus. Les affamés qui avaient été réunis au fort l'Empereur avaient été d'abord soumis à une visite médicale. Aucun d'eux n'avait le typhus. On les avait réunis là parce qu'ils étaient faibles, exténués par la misère et la faim, accusant de la diarrhée, de l'irritation gastro-intestinale et ne paraissant avoir besoin que de quelques soins médicaux et surtout d'une nourriture appropriée à leur état. Dans ce milieu ainsi composé avait germé le miasme ! Qu'est-ce à dire, sinon que ces organismes affaiblis ont rencontré là les conditions nécessaires au développement de ce dernier, savoir, affections intestinales graves, encombrement? L'encombrement n'exige pas toujours un grand nombre de malades. Il est en rapport avec la capacité du local et l'adultération de l'atmosphère, par les sécrétions et les excrétions de ses habitants. Or, dans une famille arabe éprouvée par la disette, les affections intestinales survenant, le typhus ne doit-il pas éclater d'autant plus sûrement que la tente, le gourbi ou la maison qui sert d'abri, aura une atmosphère plus méphitisée par les émanations morbides qui y seront accumulées?

Le miasme développé dans tant de foyers atteindra des organismes qui paraissent être hors de son rayonnement.

C'est alors qu'on impute aux vêtements et aux guenilles une puissance morbifique toute spéciale. On cite le fait de Pringle, les couvertures envoyées de Hollande et qui transportent le typhus. Mais elles avaient servi à des typhiques et elles étaient infectées ! Quoi d'étonnant qu'elles aient conservé des germes ! Des couvertures, des vêtements qui n'auraient point été en rapport avec des typhiques, où auraient-ils pris les germes du typhus ? Il faut en effet des conditions spéciales de développement pour l'apparition des principes zymotiques, quels qu'ils soient. Elles paraissent connues pour certaines affections et pour le typhus entre autres. Quand le produit nouveau, le miasme est engendré, il lui faut un milieu convenable pour entrer en action. Ce milieu, c'est l'organisme humain où s'élaborent les actes mystérieux dont la fin est la manifestation d'un état morbide, qui à son tour devient source et générateur de produits semblables. Ceux-ci se propagent et vont se fixer dans d'autres organismes humains qui subissent leur influence ou sur des substances inorganiques, où ils restent à l'état latent, jusqu'à ce qu'ils trouvent les conditions de leur réviviscence, c'est-à-dire des organismes humains en état de réceptivité.

Observation III. — Lachérie Baptiste, du 1er zouaves, âgé de 29 ans, en Afrique depuis 1864, d'une bonne constitution, bien portant habituellement, entre à l'hôpital du Dey, le 29 mars 1868. Il vient du fort l'Empereur, où, depuis le 12 février, il remplissait les fonctions d'infirmier auxiliaire. Il est malade depuis huit jours. Au début frissons accompagnés de chaleur et de sueur, et depuis lors alternatives de santé et de fièvre, qui lui ont permis de continuer son service pendant ces derniers jours ; mais hier céphalalgie violente qui le force de demander son entrée à l'hôpital.

État actuel. — 30 mars. — Facies vultueux. — Injection des conjonctives. — Surdité très-prononcée. — Bourdonnements d'oreilles. — Intelligence obtuse. — Parole brève et saccadée. — Point de céphalalgie actuellement. — Pouls à 120, modérément développé. — Température à 40°. — Langue chargée d'un épais enduit muqueux, grisâtre. — Abdomen ballonné, dur, mais indolore à la pression. — Éruption sur l'abdomen et la poitrine : 1° de nombreuses taches rosées s'effaçant sous la pression du doigt; — 2° de taches un peu plus grandes que les précédentes, d'un rouge plus foncé, ne s'effaçant pas sous la pression du doigt; leur diamètre dépasse un millimètre. — Soif. — Anorexie. — Constipation.

La respiration est un peu bruyante. — Il y a de la toux et à l'auscultation on entend quelques râles muqueux disséminés.

Urine de couleur de bouillon ; traitée par l'acide nitrique, elle donne un diaphragme brun surmonté d'un diaphragme d'acide urique. — Le malade prétend avoir passé une bonne nuit, mais en réalité il a eu du délire et des rêves qui ont troublé son sommeil et aussi celui de ses voisins. — Il est évacué aux typhiques.

P. Lim. cit. vin. 2. — Sedlitz 1 bout. — Pot. sulf. de quin. 0gr,8. Oxycrat.

1er avril. — Agitation continuelle. — Rêvasseries, plaintes. — Stupeur. — État semi-comateux, mais intelligence nette lorsqu'on le tire de cet état. — Pouls petit, dépressible, à 120. — Peau chaude, couverte de sueurs. — Langue rouge aux bords, jaune et muqueuse au centre. — Abdomen développé, sans douleur à la pression, sans gargouillement. — Les deux éruptions persistent. — Soif. — Anorexie. — Deux selles.

P. Bon. Lim. vin. 3. — Sulf. de quin. 1 gr. — Pot. antispasm.

3 avril. — Stupeur et état semi-comateux. — Plaintes et rêvasseries. — Pouls petit et dépressible, à 100. — Les sueurs persistent, mais moins prononcées. — Soif. — Anorexie. — Constipation.

P. Bon. Lim. vin. 3. — Pot. gom. ext. de kina, 4 gr. — Lav. émol.

5 avril. — La stupeur et l'état semi-comateux continuent, de même que les plaintes et les gémissements. — Les sueurs ont cessé et le pouls moins fréquent est à 76. — Langue muqueuse, d'un blanc jaunâtre, humide. — Abdomen ballonné,

sans gargouillement, indolore à la presion. — Appétit. — Soif encore grande. — Une selle.

P. Bon. et féc. — 2. p. de vin. — Lim. vin. 3. — Pot. ext. de kina 4 gr. — Lav. acid. — Fom. acid. sur l'abdom.

7 avril. — Moins de stupeur que les jours précédents. — Les rêvasseries et les plaintes ont disparu. — Surdité. — Regard plus intelligent. — La parole est embarrassée. — L'intelligence est nette et il n'existe point de céphalalgie. — La peau est modérément chaude, un peu moite. — Le pouls est à 56. — Langue rosée aux bords, muqueuse et jaunâtre au milieu. — L'abdomen est toujours ballonné. — Les taches rosées et les pétéchies persistent. — La soif est plus faible. — Appétit. — Deux selles.

La respiration est un peu sibilante.

Mêmes prescriptions.

9 avril. — Les rêvasseries et les plaintes ont reparu et le malade retombe assez souvent dans l'état semi-comateux. — Toutefois la surdité a presque complétement cessé et l'intelligence paraît nette lorsqu'on l'interpelle vivement. — Le regard est bon. — Le facies est sombre, coloré, sans stupeur. Il n'existe point de céphalalgie et la chaleur cutanée est normale. — Le pouls est régulier à 60. — La langue rosée aux bords est jaune et muqueuse au centre. — L'abdomen est moins ballonné. — Les taches rosées ont disparu. — Il existe des pétéchies et des sudamina. — Soif modérée. — Appétit. — Une selle.

L'urine de couleur de bouillon traitée par l'acide nitrique donne un diaphragme brun surmonté d'un léger diaphragme d'albumine et à la surface du liquide un troisième diaphragme d'acide urique.

Mêmes prescriptions.

11 avril. — État général bon — plus de stupeur — plus de surdité — plus d'état comateux, et l'intelligence est nette — la parole encore un peu hésitante. — Le malade demande à quitter la salle des typhiques et à retrourner dans celle où il avait été mis le jour de son entrée à l'hôpital. — Chaleur cutanée normale. — Pouls à 52. — Langue moins muqueuse. — Abdomen moins développé. — Il existe de nouvelles taches rosées sur l'abdomen. — Les pétéchies moins foncées un peu jaunâ-

tres, et les sudamina persistent. — Soif modérée — appétit. — Deux selles.

P. pan. au gras. — Prun. — 2 p. de vin. — Lim. vin. 2. — Pot. ext. de kina 4 gr. — café édulc.

13. Même état. — L'appétit augmente. — Desquamation

P. 1/2 p., pan. au gras. — Vol. — Lég. frais, etc.

L'amélioration continue. — Les éruptions disparaissent. — L'appétit est bon. — Le malade mange une portion le 15 et il se lève et se promène quelque peu.

On augmente ses aliments. — Il mange les deux portions le 17, les trois portions le 21, et il quitte l'hôpital le 28 avril pour rentrer à son régiment.

Nous voyons dans cette observation le mieux se manifester à la suite de sueurs copieuses. Cependant il y a eu une légère rechute, mais qui n'a pas eu de suites. On peut donc considérer ces sueurs comme critiques. Mais combien de fois ont-elles existé sans amener de changement favorable dans la position du malade !

Ajoutons un détail. Les observations thermométriques ont été prises par M. le médecin aide-major Guillé, qui était alors attaché au service des typhiques, sous les ordres de M. Périer. Lorsque nous lui en avons demandé communication, il ne les possédait plus. Nous avons une observation écourtée que nous transcrivons ci-après au point de vue de la marche de la température.

Observation IV. — Cohéléach (François), 35 ans, tempérament sanguin, constitution très-forte. — 14 ans de service. — 8 ans d'Afrique. — N'a jamais été malade. — Arrivé de Médéah à Alger le 16 mai au soir, pour paraître comme témoin devant le conseil de guerre. — Il est logé au fort l'Empereur dans la salle qui a été occupée les mois précédents par les typhiques arabes. — Le 21 au soir il est mal à l'aise. — Pas d'appétit. — Faiblesse dans les jambes.

Le 22 même état, et à dix heures du matin, frissons de peu de durée, mais suivis de céphalalgie frontale très-vive et d'insomnie. Depuis ce jour il n'a plus eu de frissons, mais de la chaleur, et la céphalalgie a persisté, quoique moins intense. — Sommeil agité par des rêves pénibles. — Faiblesse générale. — Soif. — Anorexie. — Pas de diarrhée ni de constipation. — Il entre à l'hôpital le 26 mai 1868.

État actuel. — 27 mai. — Face rouge, prostrée. — Céphalalgie frontale sus-orbitaire très-vive. — Vertiges. — Tintements d'oreilles. — Sensation de battements dans la tête. — Pouls très-fréquent. — Peau brûlante. — Langue sèche, jaune, rouge à la pointe et sur les bords. — Bouche mauvaise, amère, pâteuse. — Pas de nausées. — Abdomen un peu dur, développé. — Pas de gargouillement dans les fosses iliaques. — Un peu de douleur à la pression de la fosse iliaque gauche. — Accuse un peu d'appétit. — Soif grande. — Une selle en diarrhée ce matin, à la suite de l'ingestion de la tisane. — Depuis cinq jours toux légère amenant l'expectoration de crachats muqueux, aérés. — Percussion normale. Quelques râles sibilants en arrière.

Éruptions : 1° taches rosées lenticulaires, les unes papuleuses, les autres sous forme de macules; 2° pétéchies, petites, couleur de mûres, en moins grand nombre que les taches rosées. — Pas de sudamina. — Pas de sueurs profuses.

Urine de couleur de bouillon, tenant du mucus en suspension, traitée par l'acide nitrique, diaphragme brun surmonté d'un diaphragme d'albumine. — Placé d'abord salle 2 *bis*, n° 2, dans notre service; il est évacué le lendemain sur la salle des typhiques (salle 22) où les observations thermométriques ont été prises par M. Guillé, médecin aide-major, actuellement établi à Montmorillon (Vienne), où il exerce la médecine.

Jours :	28,	29,	30,	31,	1er juin,	2,	3,	4,	5,	6, j. s.
Température :	40°,	41°,	41°,	40°,	40°,	40°,	39°,	38°,	37°,	37°.

Cohéléacht est sorti guéri de l'hôpital le 28 juin 1868.

Observation V. — Becquerelle (Émile), du 1er zouaves, âgé de 19 ans, d'une bonne constitution, entre à l'hôpital du Dey, le 11 avril 1868. Il a été employé au dépôt de la rue Salluste et ensuite aux Tagarins. Il a été pris, il y a sept jours, de céphalalgie et de douleurs dans les reins et dans les membres. A cet état de malaise sont venus se joindre, il y a qautre jours, des frissons irréguliers, mais apparaissant plutôt vers le soir, accompagnés de chaleur et de sueurs et suivis d'insomnie, de soif et d'anorexie. Il a eu un peu de diarrhée au début.

État actuel. — 12 avril. — La nuit a été mauvaise et agitée. — Subdélire. — Le facies est abattu. — Céphalalgie. — Intelligence nette actuellement. — Parole lente et tremblement des lèvres et de la langue. — Chaleur cutanée sèche, un peu plus développée à l'abdomen qu'ailleurs. — Pouls modérément développé, dépressible, à 84. — Langue muqueuse et jaunâtre au milieu, rouge à la pointe et sur les bords. — Abdomen développé, un peu dur, sans douleur à la pression, sans gargouillement. — Taches rosées. — Soif vive. — Anorexie. — Constipation depuis hier.

Toux légère — râles sibilants dans les deux côtés de la poitrine — expectoration muqueuse. En même temps il y a un peu de coryza. — Urine de couleur de bouillon, tenant du mucus en suspension ; traitée par l'acide nitrique, diaphragme brun et au-dessus diaphragme d'albumine.

P. B[on]. — Lim. cit. 2. — O.' miel. 1. — Pot. ipéca 1 gr. et sulfate de soude 20 gr. — Sulf. de quin. 1 gr. le soir.

13. Insomnie provoquée par des rêves incessants. — L'intelligence est assez nette. — L'abattement est plus prononcé, mais la céphalalgie est moindre. — Surdité. — Douleurs dans les membres. — Chaleur cutanée modérée. — Pouls à 84. — Langue blanche, muqueuse, un peu sèche. — L'abdomen est développé. — Soif vive. — Anorexie. — Deux selles.

Les taches rosées, assez discrètes hier, forment aujourd'hui une éruption générale et confluente, d'où son aspect morbilliforme.

P. B[on]. — Lim. vin. 2. — O. miel. 1. — Sulf. de quin. 1 gr. — Lotions vinaigrées.

Le malade est évacué sur le service des typhiques.

14. Stupeur. — Intelligence obtuse. — Yeux un peu injectés. — Herpès aux lèvres. — Céphalalgie et très-vive douleur dans les lombes et dans les membres inférieurs. — Surdité. — Chaleur cutanée plus élevée. — Pouls mou, régulier à 96. — Langue muqueuse, sèche au milieu, rouge aux bords. — Abdomen développé, douloureux. — Soif vive. — Anorexie. — Trois selles.

La nuit a été mauvaise, troublée par des rêvasseries, des cauchemars, des gémissements.

On distingue deux sortes d'éruptions : 1° celle des taches rosées constituée, d'une part, par des macules circulaires, d'un diamètre de 1 millimètre à $1^{mm},5$, s'effaçant sous la pression du doigt et, d'autre part, par des macules plus petites que les précédentes, n'ayant qu'un demi-millimètre de diamètre et s'affaçant comme elles ; 2° celle des pétéchies qui est discrète, située sur l'abdomen et les cuisses et constituée par des taches plus foncées, d'un rouge brunâtre, ayant un diamètre de 2 millimètres à $2^{mm},5$ et ne s'effaçant pas sous la pression du doigt.

P. Lim. vin. 3. — Pot. ext. de kina 4 gr. — Pot. antispasm.

15 et 16. L'agitation nocturne est un peu moindre. — Il y a moins de stupeur. — L'intelligence est un peu obtuse. — La parole est lente et le malade se plaint de douleurs vives dans la gorge, dans les reins et dans les membres. — La surdité persiste. — La peau est chaude. — Le pouls, régulier, est plein, à 92. — La langue est couverte d'un enduit grisâtre au centre, elle est rouge sur les bords. — Abdomen ballonné. — Gargouillement dans la fosse iliaque droite. — Soif vive. — Anorexie. — Trois selles.

L'éruption des pétéchies est discrète, celle des taches rosées est plus confluente sur le tronc en arrière, qu'en avant, elle est aussi confluente sur les membres.

P. Bon. — Lim. vin. 3, etc.

18. Nuit agitée. — Délire. — Stupeur. — Douleurs à la nuque et céphalalgie vive. — Chaleur cutanée sèche. — Le pouls est moins fréquent, il est à 70. — Langue sèche, sale. — Abdomen ballonné, douloureux. — Gargouillement. — Constipation depuis vingt-quatre heures. — Les éruptions sont sans modifications.

P. D. — Lim. vin. 3. — Pot. ext. de kina 4 gr. — Pot. antispasm. — Sulf. de magnésie 30 gr.

20. Nuit mauvaise, très-agitée. — Délire continuel. — Gémissements. — Stupeur. — Douleurs très-vives dans toute l'étendue de la colonne vertébrale. — Opisthotonos. — Interpellé, le malade ne répond pas aux questions. — Chaleur cutanée très-développée, moite. — Pouls régulier, assez mou, à 70. — Langue sèche, sale. — Abdomen ballonné, très-dur, douloureux

à la pression. — Selles involontaires, tandis que la miction est normale. — Urine albumineuse.

P. D. — 2 p. vin. — Lim. vin. 3. — Pot. ext. de kina 4 gr. — 3 pil. camph. op. — 2 vésic. aux cuisses. — Sinap. aux jambes.

21. Le délire a été moins prononcé la nuit. — La stupeur est aussi profonde. — Le cou est moins roide. — L'intelligence est moins obtuse. — Chaleur cutanée moindre. — Pouls à 70. — Langue moins muqueuse et plus humide. — Abdomen moins ballonné, encore douloureux à la pression. — Point d'émission involontaire des fèces.

P. 1/2 B[on]. — 2 p. vin, etc.

22. Nuit sans délire, mais agitation continuelle. — Le malade parle toujours. — Se plaint de douleurs dans les jambes, dans la nuque, qui est toujours roide. — La stupeur existe encore, mais à un faible degré. — L'intelligence reparaît. — Chaleur cutanée un peu au-dessus de la normale. — Pouls régulier, dépressible à 70. — Langue sèche et noire au milieu, rouge sur les bords. — Abdomen ballonné. — Constipation depuis hier. — Miction facile.

L'éruption des taches rosées s'est presque complétement dissipée. — Il ne reste que quelques taches disséminées au haut du thorax. — Les pétéchies persistent, mais leur couleur violacée s'atténue. — Elles pâlissent et deviennent jaunâtres.

24. Un peu de sommeil. — Agitation de la parole. — Facies plus ouvert, plus intelligent. — La douleur de la nuque persiste. — Chaleur cutanée normale. — Pouls à 65. — Langue muqueuse, humide. — Abdomen moins développé. — Outre les pétéchies, il existe des sudamina au niveau des fosses iliaques. — Appétit. — Soif moindre. — Deux selles.

P. B[on]. — 1/2 prun. — 3 p. vin. — Lim. vin. 3. — Pot. ext. de kina 4 gr. — Café éd. 100 gr.

27. La loquacité qui était presque permanente s'est dissipée. — L'état général est satisfaisant, mais le malade manifeste maintenant des impatiences continuelles. — Il veut quitter son lit. — Il veut marcher. — Il lui faut de la nourriture. — Et tout cela, tout de suite. — Le pouls est régulier, à 65. — La chaleur cutanée est normale. — La langue est rosée, humide. — L'abdomen est souple, mais encore un peu développé. — Les pété-

chies ont disparu et il y a de la desquamation. — Une escarre existe au sacrum.

P. Verm. au gras. — Pom. cuite et le reste *ut suprà.* — Pans. au charb. et au quinq.

28. Même état que la veille. — Se plaint d'un mal de gorge. — Régurgitation des boissons. — Pas de toux.

Le caractère du malade s'est complétement modifié ; il a des impatiences, des craintes continuelles, il est semblable à un enfant.

P. Verm. au gras. — Pom. cuite. — 4 p. lait. — Lim. vin. 3. — Pot. antispasm. — Pans. au charb. et au quinq.

30. Nuit tranquille. — Facies éveillé et exprimant la satisfaction. — Chaleur cutanée normale. — Pouls à 65. — Langue humide et rosée. — Abdomen souple et indolore à la pression. — Appétit. — Soif modérée. — La douleur pharyngée est plus faible. — Point de régurgitation des boissons. — L'escarre du sacrum est douloureuse.

P. Verm. au gras. — Pom. cuite. — 3 p. vin, etc.

2 mai. — Le mieux se prononce franchement. — Les fonctions s'exécutent bien. — La douleur pharyngienne se dissipe. — L'escarre est en bonne voie. — L'appétit se développe. — On augmente les aliments. — Les jours suivants, la faiblesse encore très-grande diminue et permet au malade de se lever et de faire quelques pas dans la salle, avec l'aide d'un infirmier. — L'escarre se guérit. — Les forces reviennent et il quitte l'hôpital le 9 juin, pour aller jouir d'un congé de convalescence de trois mois, dans sa famille.

Réflexions. — Il y a eu chez ce malade, outre les modifications particulières du système nerveux encéphalique qui engendrent le délire et les symptômes qui l'accompagnent; il y a eu, disons-nous, un processus particulier et plus rare dans le typhus, du côté de la moelle. A ce processus nous rapportons les phénomènes que nous avons indiqués dans le cours de l'observation et dont le plus saillant a été l'opisthotonos. On peut aussi y rapporter l'escarre de la région sacrée, accident assez rare dans le typhus régulier. Quant à la paralysie du voile du palais, quoique fugace, elle a existé certainement. Nul n'ignore que, si on la voit assez fréquemment survenir dans l'angine couenneuse, elle peut se manifester aussi dans les pyrexies typhoïdes et typhiques, et paraît être plutôt le résultat de la toxicohémie que de l'altération de la moelle ou du système splanchnique.

Observation VI. — Danton (Louis), infirmier militaire, âgé de 30 ans, jouissant d'une bonne constitution et d'une bonne santé habituelle, a été employé au fort l'Empereur, auprès des Arabes faméliques. Suivant une règle établie depuis quelques jours, il a quitté ce service au bout de huit jours, et est rentré à l'hôpital du Dey, où il a été attaché au service des varioleux. Quatre jours plus tard il a eu des frissons accompagnés de douleurs dans les jambes, de la faiblesse générale et des épistaxis répétées. — Les frissons ont reparu le lendemain et ont été suivis de chaleurs, de sueurs et d'insomnie. — Soif grande. — Anorexie. — Il entre à l'hôpital le 30 mars, quatrième jour de son affection.

État actuel. — 1er avril. — Insomnie causée par des rêves et des sueurs abondantes. — Agitation. — Céphalalgie. — Bourdonnements d'oreilles. — Vertiges. — Facies abattu. — Intelligence obtuse. — Parole lente. — Chaleur cutanée au-dessus de la normale. — Peau moite. — Pouls faible, dépressible, à 92. — Langue muqueuse et blanche au milieu, rouge aux bords. — Abdomen modérément développé, indolore à la pression. — Soif. — Anorexie. — Constipation. — Urine de couleur chair, traitée par l'acide nitrique, diaphragme brun surmonté d'un diaphragme d'acide urique.

P. Bon. — Lim. cit. 2. — Sedlitz 1 v. — Sulf. de quin. 1 gr. — Oxycrat sur le front.

2 avril. — Insomnie. — agitation continuelle. — Subdélire. — Facies prostré. — Intelligence obtuse. — Parole lente, hésitante. — Tremblement des lèvres, de la langue, et mouvements convulsifs des muscles de la face. — Peau brûlante. — Pouls à 112, petit. — Langue sèche, couverte d'un enduit muqueux, blanc. — Abdomen dur, douloureux à la pression. — Gargouillement

dans les deux fosses iliaques. — Anorexie. — Soif. — Deux selles.

Il existe trois éruptions sur la poitrine, et le ventre :

1° Taches rosées, lenticulaires ; — 2° taches plus grandes d'une couleur plus foncée ne disparaissant pas par la pression du doigt ; — 3° taches d'un rouge bleuâtre, semblables aux taches ombrées.

P. mêmes que plus haut.

3. Il n'y a pas de modification dans la position, et les prescriptions sont restées les mêmes. Le malade est évacué aux typhiques.

4. L'état s'est aggravé. — Agitation et délire pendant toute la nuit, et ce matin stupeur. Céphalalgie. — Les conjonctives sont légèrement injectées et les yeux sont brillants. — Peau brûlante. — Pouls à 120. — Langue un peu sèche, couverte d'un enduit blanchâtre. — Abdomen plus développé, mais indolore à la pression. — Soif. — Anorexie. — Constipation. — Persistance des éruptions et hypéresthésie de la peau des membres inférieurs.

P. D. — Lim. vin. 2. — Pot. antispasm. — Pot. ext. de kina 4 gr. — Sulf. de quin. 0gr,8. — Lav. purg. — Vésic. aux cuisses. — Sinap. aux mollets.

6. L'agitation et le délire continuent et les autres symptômes restent les mêmes. L'hypéresthésie s'est étendue au tronc (poitrine et abdomen).

P. Bon. — Lim. vin. 3. — Pot. ext. de kina 2 gr. — Pot. antispasm.

8 avril. — Facies injecté. — Yeux rouges. — Regard fixe. — Céphalalgie très-grande, surdité. — Intelligence moins obtuse. — Difficulté dans l'articulation des mots. — Mouvements irréguliers, incoordonnés. — Tremblement des membres. — Soubresauts des tendons. — Peau brûlante. — Pouls petit, fréquent, à 120. — Langue toujours sèche et muqueuse, jaunâtre. — Abdomen ballonné, douloureux à la pression. — Anorexie. — Soif très-grande. — Trois à quatre selles, liquides, involontaires. Il existe de la toux accompagnée de râles sous-crépitants aux deux bases et d'une expectoration muqueuse et grisâtre. Le malade répand autour de lui une odeur repoussante, infecte, *sui generis*.

P. Lim. vin. 4. — Pot. ext. de kina 4 gr. — Pot. anstispasm. — Sinap.

9 avril. — Il y a de l'amélioration. — La nuit a été moins agitée et il y a eu un peu de sommeil. — La stupeur est moindre. — Le regard moins fixe et la surdité est moins marquée. — La parole est plus facile et l'intelligence plus ouverte. — Pouls à 110. — Peau chaude et sèche. — L'hypéresthésie est moindre. — Langue moins sèche, moins muqueuse. — Abdomen développé, encore douloureux. — Soif très-vive. — Anorexie. — Constipation depuis hier.

Mêmes prescriptions.

10 avril. — Le délire a cessé, mais la céphalalgie persiste. — Le regard est plus intelligent et n'a plus sa fixité. — La parole est aisée. — La peau est toujours encore chaude et le pouls fréquent, à 108. La langue se nettoie et il y a de l'appétit. Cependant la nuit a été moins bonne que la précédente, à cause d'une toux assez fréquente, avec expectoration difficile, muqueuse, grisâtre, striée de sang. — Submatité à la base du poumon droit où l'auscultation perçoit un mélange de crépitation et de sous-crépitation. — Menace d'escarre au sacrum.

P. Bon. — Orange. — 4 p. lait. — Lim. vin. 3. — Pot. gom. av. eau de laur.-cer. 4 gr et oxymel. scillit. 15 gr.

11. Nuit encore difficile à cause de la toux. — L'expectoration est de même nature. — La céphalalgie persiste. — Il y a eu des coliques. — Constipation.

P. Bon. — Pom. cuite, etc. — Sulf. de magnésie 30 gr. — Eau de Seltz 1.

12. État général meilleur. — Le délire a cessé complétement. La céphalalgie est plus faible. — L'intelligence est nette. — La parole est facile. — La chaleur cutanée est moindre et le pouls est à 70. — Langue humide, à peine muqueuse. — L'abdomen est encore un peu douloureux à la pression, mais l'hypéresthésie des parois a disparu, comme sur le reste du corps. — Les taches rosées et les taches ombrées ne sont plus visibles. — Les pétéchies seules persistent. — Les coliques sont moins vives et la toux est plus rare. — L'expectoration est grisâtre, muqueuse et ne contient plus de sang; elle est abondante.

Mêmes prescriptions. — Suppression de la magnésie.

14. La nuit a été bonne, mais ce matin il y a encore un peu de céphalalgie. — Intelligence nette. — Chaleur cutanée normale. — Pouls à 60. — Langue humide et légèrement muqueuse.

— Abdomen développé, indolore à la pression, mais, de temps à autre, coliques assez vives. — Constipation. — Anorexie. — Sudamina sur l'abdomen. — Moins de toux. — Moins d'expectoration.

Mêmes prescriptions auxquelles on ajoute pot. avec ext. kina 2 grammes.

16 avril. — État général bon. — Nuit calme. — Plus de céphalalgie. — Intelligence parfaite. — Chaleur cutanée normale. — Pouls à 45. — Langue rosée, humide. — Abdomen souple, aplati. — Appétit. — Deux selles.

La toux est plus rare. — L'expectoration peu abondante. — Quelques râles sous-crépitants à gauche, à la base. — Amaigrissement considérable.

Mêmes prescriptions.

18. État général bon. — Facies exprimant la satisfaction. — Pouls régulier à 50. — Desquamation. — Appétit. — Un peu toux persiste encore.

P. 1/2 p. — Pan. — Pom. cuite. — 4 p. lait. — Lim. vin. 2. — Pot. gom. av. oxymel scillit. 15 gr.

20. Toutes les fonctions s'accomplissent régulièrement. — Il reste de la faiblesse générale, mais la convalescence est franche. — Les éruptions ont disparu. — La desquamation consécutive aux sudamina existe encore.

P. 1 p. — Pan. — Vol. — Lég. frais. — 4 p. lait. — Lim. vin. 2.

Les jours suivants l'état du malade va s'améliorant. — Les forces reparaissent. — L'amaigrissement diminue. — L'appétit augmente. — La toux et l'expectoration se dissipent complétement et Danton sort de l'hôpital le 10 mai.

Réflexions. — Une première remarque que nous devons faire est relative aux sueurs profuses qui ont existé dans les premiers jours de l'affection. Elles ne paraissent pas avoir exercé d'influence sur sa marche et sa durée.

Outre les trois éruptions classiques, nous avons constaté dans cette observation l'existence de taches ombrées. Il est utile de ne pas les confondre avec des taches scorbutiques.

Elles se distinguent de ces dernières par leur couleur qui est moins prononcée, plus effacée; par leur forme, qui est généralement circulaire, par leur insensibilité, par la discrétion de leur apparition et par leur siége. Elles occupent en effet l'abdomen et le haut des cuisses. Elles sont assez rares et tout à fait indolores, tandis que l'éruption scorbutique est composée de taches irrégulières, de dimensions variables, qui peuvent occuper de grandes étendues, et sont accompagnées parfois de douleurs vives. En outre les gencives sont ordinairement lésées dans le scorbut.

Le processus typhique a été ici non-seulement cérébral, mais encore thoracique et abdominal. Toutefois les symptômes cérébraux ont dominé toute la scène pathologique.

Nous voulons aussi, à propos de ce malade, insister sur une mesure très-rationnelle prise à l'instigation de M. Périer. Admettant, ce qui paraissait démontré par les faits, que l'influence miasmatique s'exerçait lentement et qu'il lui fallait plusieurs jours pour créer, pour ainsi dire, l'imminence morbide, qui ne produisait ses effets que si l'on persistait à demeurer dans le milieu infectieux, cet ingénieux et savant observateur fit adopter la mesure de l'alternat des infirmiers. Il fut décidé, en effet, par l'autorité compétente, que les infirmiers de l'hôpital du Dey feraient tous, et à tour de rôle, le service du fort l'Empereur, pendant une courte période, de huit à dix jours. Au bout de ce temps, ils y étaient remplacés par d'autres, et reprenaient leurs anciennes occupations à l'hôpital.

On pouvait ainsi espérer empêcher la typhisation complète de ces hommes, qui, quittant le foyer contaminé, étaient par là soustraits à l'agent miasmatique. L'expérience parut confirmer, sinon complétement, du moins suffisamment cette manière de procéder, pour que nous la mentionnions ici, quoique nous n'ayons guère l'espoir de la voir réussir dans toute épidémie, et sous toutes les latitudes.

Après avoir transcrit ces observations où la guérison a été obtenue, nous devons, afin de décrire l'anatomie pathologique, relater quelques autres où la mort a terminé la scène. Ces cas ont été relativement rares. Ce résultat peut être attribué : 1° à la sagacité du traitement; 2° à la faible malignité du génie épidémique ; 3° à la facilité de l'aération des salles et à l'abondance des ressources dont on disposait. Si le typhus de Crimée a atteint quelquefois des organismes doués de l'intégrité de leur puissance végétative, il en a frappé un bien plus grand nombre, qui étaient profondément altérés par une nourriture insuffisante et indigeste, par des conditions d'habitat déplorables, et aussi par un état moral des plus fâcheux, état qu'il ne faut point omettre dans l'énumération des causes débilitantes qui agissent sur les armées. Tout autre a été le typhus de l'hôpital du Dey.

Le miasme produit par les Arabes agissait sur des organismes, en général, en plein état de santé. Aussitôt que ceux-ci étaient intoxiqués, ils étaient mis dans d'excellentes conditions hygiéniques. Ni l'espace, ni l'air pur, ni les agents médicamenteux, ni les aliments ne faisaient défaut. Il en est résulté que cette épidémie est restée relativement bénigne pour les Européens. Les Arabes ont succombé en grand nombre, mais non au typhus. Ce n'est qu'exceptionnellement qu'ils ont été réunis dans le même local, et que les causes du typhus ont pu se développer et sévir sur eux. On a dit qu'on pouvait créer le typhus de toutes pièces. Cela est vrai, mais on peut aussi l'empêcher de se développer en s'opposant aux conditions nécessaires à sa genèse.

Observation VII. — Raffiany (François), caporal au 1er zouaves, âgé de 34 ans, d'une constitution un peu fatiguée, mais sans maladie antérieure, entre à l'hôpital du Dey le 10 avril 1868. Il a été employé aux Tagarins et au fort des Anglais jusqu'au 2 de ce mois. Il se portait bien alors, mais deux jours plus tard, vers deux heures de l'après-midi, il a été pris de frissons suivis de chaleur et de sueurs. La nuit fut insomnieuse, avec des rêves et des cauchemars. Ayant été commandé pour un service de garde, il se rendit à pied à son poste, mais, une fois arrivé, il dut se mettre sur le lit de camp et y passa la journée et la nuit, sans pouvoir dormir. Le troisième jour, en descendant de garde, il est revenu à la caserne, la tête lourde, la démarche pénible, titubante. Au quartier une céphalalgie vive survint, accompagnée de chaleur sans sueurs. — Soif grande. — Anorexie complète et insomnie. Cet état s'est prolongé pendant deux jours encore, et hier il a été dirigé sur l'hôpital. — Pas d'épistaxis.

État actuel. — 11 avril. — La nuit a été agitée par des rêves et une très-grande soif. — Intelligence paresseuse. — Parole un peu difficile. — Surdité. — Bourdonnements d'oreilles. — Vertiges. — Facies abattu, presque cyanosé. — Céphalalgie. — Peau chaude, couverte de sueurs. — Pouls à 84. — Langue rouge sur les bords, muqueuse et blanche au milieu, large, humide. — Abdomen développé, sans douleur, sans gargouillement. — Quelques taches rosées lenticulaires et quelques pétéchies disséminées sur l'abdomen et la poitrine. — Constipation depuis deux jours. — Soif. — Anorexie complète.

Il existe un peu de toux avec des râles sibilants dans les deux côtés de la poitrine. — Expectoration muco-salivaire assez abondante.

Urine de couleur de bouillon avec un dépôt muciforme au fond du verre; traitée par l'acide nitrique, diaphragme brunâtre surmonté d'un diaphragme d'albumine.

P. Bon. — Lim. cit. — O. miel. — Sedlitz 2 v. — Sulf. de quin. 1gr,2.

Évacué aux typhiques.

12 avril. — Sommeil agité. — Subdélire pendant toute la nuit.

Actuellement intelligence plus nette qu'hier, parole vive, malgré la surdité et la céphalalgie. — Chaleur cutanée sèche. — Pouls à 80. — Langue sale, couverte d'un enduit grisâtre, humide. — Abdomen plus développé. — Taches rosées, confluentes sur l'abdomen et la poitrine. — Soif vive et anorexie. — Deux selles.

P. Bon. — Lim. vin. 3. — Pot. gom. ext. de kina 4 gr. — Lav. acidulé.

13. La céphalalgie est moindre et la nuit a été moins agitée. — La surdité persiste. — L'intelligence est assez nette. — Facies prostré, sombre. — Peau chaude et sèche. — Pouls à 96. — Langue chargée, muqueuse, un peu sèche. — Abdomen ballonné. — Gargouillement à la pression de la fosse iliaque droite. — Taches rosées et pétéchies. — Soif moindre. — Anorexie complète. — Deux selles.

Mêmes prescriptions.

14. Nuit assez bonne, malgré le subdélire. — La surdité persiste. — Parole hésitante. La peau est modérément chaude. — Le pouls est vif, à 102. — La langue est sèche, chargée d'un enduit épais jaunâtre. — Soif vive. — Anorexie.

P. Bon. — Lim. vin. 3. — Pot. ext. de kina 4 gr. — Pot. antispasm. — Fom. acid. — Lav. acid.

16. Comme la nuit précédente, celle qui vient de s'écouler a été assez bonne; elle a été cependant un peu plus agitée. — Le subdélire existe toujours. — La stupeur est très-prononcée. — Quant aux autres symptômes, ils n'ont pas varié.

Mêmes prescriptions.

17. Nuit très-agitée. — Délire bruyant. — Stupeur et teinte ictérique de la peau, qui est chaude, et sèche. — Pouls à 110. — Langue rouge sur les bords et couverte d'un épais enduit jaunâtre. — Abdomen ballonné, dur, douloureux. — Vessie distendue par l'urine, faisant saillie au-dessus du pubis. — Les taches rosées ont disparu. — Les pétéchies persistent. — Anorexie. — Soif très-grande, mais le malade vomit tout ce qu'il prend.

Respiration stertoreuse et toux fréquente. — Expectoration muqueuse et striée de sang. — Râles sous-crépitants répandus partout, plus marqués en arrière qu'en avant. — Sonorité presque normale.

P. B^{on}. — Lim. vin. 3. — Eau de Seltz. — 1 pot. ext. de kina 4 gr. — Pot. antispasm. — Fom. acid. — Cathét. qui donne 600 gr. d'une urine verdâtre, foncée.

18. Nuit sans délire bruyant. — Ce matin stupeur profonde. — État comateux. — Roideur de la nuque. — Ne répond que très-difficilement aux questions. — Carphologie. — Soubresauts des tendons. — Respiration accélérée, stertoreuse. — Peau moite et teinte ictérique des sclérotiques, de la face et de tout le tégument externe. — Les pétéchies sont plus foncées en couleur. — Pouls plein, régulier, à 120. — Langue très-sèche, sale avec un enduit noir-chocolat. — Abdomen très-développé, ballonné, douloureux à la pression. — Les vomissements sont plus rares. — Constipation et émission involontaire de l'urine pendant la nuit. — Des râles muqueux existent dans toute la poitrine.

Le cathétérisme pratiqué hier au soir a donné 400 grammes d'urine foncée, brunâtre, à reflet vert. — Traitée par l'acide nitrique, elle contient une assez forte proportion d'albumine et de matière colorante de la bile (biliverdine).

P. Til et feuil. d'orang. 3. — Pot. antispasm. — Vin. de kina. — 2 vésic. aux cuisses.

L'état comateux fait des progrès dans la journée. — La respiration s'embarrasse de plus en plus et la mort a lieu le 19 à deux heures du matin.

Autopsie pratiquée le 19, à neuf heures du matin, sept heures après le décès. — Cadavre rigide, jaunâtre. — Suffusions sanguines. — Pétéchies apparentes.

Système céphalo-rachidien. — A l'ouverture de la boîte crânienne et à l'incision de la dure-mère et de l'arachnoïde il s'écoule une assez grande quantité de sérosité. — Les sinus sont gorgés de sang. — Aux parties supérieure, latérale et antérieure des lobes cérébraux les veines qui rampent dans la pie-mère sont noirâtres, grossies de calibre, et les plus grosses sont entourées de traînées liquides, opalescentes. — A la partie inférieure de ces mêmes lobes, dans le cervelet, dans les ventricules, à la protubérance annulaire, à la moelle allongée, aucune altération. — La pulpe cérébrale est de consistance normale.

Systèmes de la circulation et de la respiration. — Les poumons sont engoués. — Par l'incision il s'en écoule une assez forte proportion de sang. — Tout le système veineux est rempli par du sang liquide, excepté dans la veine cave inférieure où existent des caillots fibrineux. Le cœur droit est distendu par du sang liquide, contenant quelques caillots fibrineux, jaunâtres, qui s'étendent jusque dans l'artère pulmonaire.

Système de la digestion. — Le tube intestinal dans toute l'étendue de l'intestin grêle et dans la région cœcale ne présente que çà et là quelques injections de la membrane muqueuse. En outre, dans l'extrémité inférieure de cet intestin et dans le cœcum on aperçoit dans l'épaisseur de la muqueuse de petits follicules blancs semblables à de petits grains de semoule, plus sensibles à la vue qu'au toucher, et ayant quelques-uns un point central noir et déprimé. — Les plaques de Peyer sont normales. — Les ganglions mésentériques ne sont point tuméfiés. Le foie n'est point augmenté de volume, mais sa couleur est modifiée. De nombreuses taches jaune verdâtre sont répandues à sa surface. — Même aspect à la coupe. — La rate, augmentée de volume dans son diamètre longitudinal, présente le même aspect qu'à l'état normal; son tissu est ferme, de consistance normale. — Les reins sont hyperhémiés dans leurs diverses couches. — Nous ajouterons aux détails nécropsiques qui précèdent, les résultats de l'examen microscopique du sang.

Le sang de Raffiany a été examiné le 11 avril. — Il provenait d'une piqûre faite au pouce gauche. — Il a présenté des globules sanguins réguliers, ayant leurs dimensions normales, les uns empilés, les autres isolés. — Les globulins sont abondants et ne donnent lieu à aucune remarque. — Les globules blancs ne sont pas en nombre disproportionné.

Examiné de nouveau le 15, il a donné les résultats suivants : les globules rouges ont en très-grand nombre des dimensions plus petites d'un tiers que dans l'état normal ; ils ne s'empilent pas. En outre, ces globules plus petits et les globulins sont ponctués. Les globules blancs sont en plus petit nombre que le 11 avril.

Le 18, Raffiany est dans un état comateux, il est agonisant; nous prenons une goutte de son sang que nous portons sur le porte-objet et nous constatons : 1° que les globules blancs sont rares; — 2° que la plupart des globules rouges paraissent conformés d'une manière normale et s'empilent; beaucoup cependant sont ponctués et disposés en pavés ; 3° que les globulins sont abondants et ponctués.

OBSERVATION VIII. — Ract (Edmond), détenu du pénitencier de Bab-el-Oued, d'une bonne constitution, d'un tempérament sanguin, âgé de 33 ans, entre à l'hôpital du Dey, le 7 avril 1868. Il est dirigé sur le service des consignés, d'où il est évacué deux jours plus tard sur celui des typhiques.

A la visite du 10 avril on constate les symptômes suivants : Stupeur. — Paupières molles recouvrant à demi les yeux. — Regard terne et fixe. — Surdité et parole embarrassée. — L'intelligence n'est point complétement abolie. — Interpellé vivement, il répond lentement et dit qu'il est malade depuis huit jours. — Impossible d'en obtenir des renseignements. — La peau est chaude. — Le pouls très-petit, fréquent, à 100. — La face est turgescente. — Les conjonctives injectées. — La langue est sèche, couverte ainsi que les dents d'un enduit noirâtre, très-épais. — L'haleine est fétide, repoussante. — L'abdomen n'est point ballonné, mais il est très-douloureux à la pression de l'hypochondre droit. — Quelques taches rosées sont disséminées sur le thorax. — Soif. — Anorexie. — Émission involontaire des urines et des fèces pendant la nuit.

Urine obtenue dans la matinée, d'un jaune sale, contenant en suspension un nuage ; traitée par l'acide nitrique, diaphragme d'un rouge vineux et diaphragme d'albumine.

P. D. Lim. vin. 3. — Pot. antispasmod. — Pot. ext. de kina 4 gr. — Lav. émol. — Linim. camph. op.

11 avril. — Stupeur plus profonde. — État comateux. — Pouls régulier à 100. — Chaleur cutanée sèche. — Fuligo sur les dents et les lèvres. — Abdomen ballonné. — Emission involontaire des urines et des fèces.

P. Bon. — 2 p. vin. — Lim. vin. 3, etc. — 2 vésicat. camph. aux cuisses.

12. Le malade a déliré pendant toute la nuit. — Cependant la stupeur paraît moins prononcée. — Le regard est plus intelligent, moins terne. — Marmottement continuel et il est impossible d'obtenir une réponse aux questions. — La chaleur cutanée et le pouls n'ont point varié et les fuliginosités persistent sur les lèvres et les dents. — Tremblement des membres. — Soubresauts des tendons. — Abdomen moins ballonné et plus mou. —

Selles et urines involontaires. — La soif est toujours grande. — L'éruption n'est pas plus abondante.

P. B^on. — 4 p. vin. etc. — 2 vésicat. aux jambes.

13. Le malade est toujours dans le même état de prostration et de stupeur et pendant la nuit il y a eu du délire et une toux très-fréquente. — Actuellement plaintes et gémissements. — Mouvements incoordonnés. — Soubresauts des tendons. — Chaleur cutanée sèche. — Pouls filiforme à 110. — Langue et dents fuligineuses. — Abdomen ballonné, douloureux à la pression. — Gargouillement. — Urines et selles involontaires. — Tout le corps, excepté la face, est couvert de pétéchies violacées, plus larges que les taches rosées. — Soif grande.

P. B^on. — 4 p. de vin. — Lim. vin. 3. — Pot. gom. av. ext. de Kina 4 gr.

14. L'état comateux est plus marqué. — Il est accompagné de gémissements. — La face est injectée. — Les conjonctives sont rouges. — Le pouls est très-petit, misérable, à 110. — Langue sale, noirâtre, raccornie. — Dents fuligineuses. — Haleine fétide. — Abdomen moins développé, douloureux à la pression. — Urines et selles involontaires. — L'éruption pétéchiale persiste. — La toux est très-fréquente, sans expectoration.

P. B^on. — 4 p. vin. — Lim. vin. 3. — Pot. ext. de kina 4 gr. — Sinap. aux extrémités infér.

15. Nuit mauvaise, très-agitée. — Convulsions. — Ce matin la stupeur et la prostration sont plus marquées. — Les yeux sont injectés. — Les extrémités sont froides. — Roideur très-marquée de la nuque et de la partie supérieure du tronc. — Soubresauts des tendons. — Carphologie. — Pouls misérable à 110. — Abdomen développé, douloureux. — Constipation depuis la veille. — Toux continuelle. — Sibilations, rhoncus et râles souscrépitants à la base des deux côtés.

P. B^on. — 4 p. vin — Lim. vin. 3. — Pot. ext. de kina 6 gr.

16. Même état que la veille. — Les symptômes graves sont encore plus tranchés. — Le regard est terne et le malade est insensible aux excitations. — Il gémit sans cesse. — Le pouls est misérable, imperceptible. — La figure et les extrémités sont froides et cyanosées. — La langue est sèche et raccornie. — Les

narines pulvérulentes. — Les dents et les lèvres fuligineuses. — L'abdomen est développé et sa pression réveille de la douleur. — Émission involontaire des urines et des fèces. — Les taches violacées sont devenues livides.

On continue la même prescription que les jours précédents. — Il ne reste plus aucun espoir. — La mort a lieu dans la matinée, à onze heures. — L'autopsie est pratiquée le 17 avril à neuf heures du matin.

Cadavre rigide. — Vergetures disséminées principalement aux parties déclives, taches livides apparentes sur le tronc et les membres.

Système nerveux cérébro-spinal. — A l'incision de la dure-mère et de l'arachnoïde il s'écoule une grande quantité de liquide céphalo-rachidien, et la pie-mère apparaît, sur les parties supérieures et latérales des lobes cérébraux, sillonnée de veines noirâtres, d'un calibre double de l'état normal. Les plus grosses sont entourées de taches ou traînées opalescentes, laiteuses, bleuâtres. Ces veines se déchirent très-facilement par le plus léger tiraillement de la pie-mère. — Rien de semblable à la partie inférieure des mêmes lobes cérébraux ni au cervelet, dont la pie-mère est d'un blanc de craie. La protubérance annulaire et la moelle allongée ne paraissent point altérées. — Un peu de liquide dans les ventricules latéraux. — Rien de particulier dans les couches optiques et les corps striés. La pulpe cérébrale paraît un peu ramollie.

Systèmes de la circulation et de la respiration. — Tout le système veineux est distendu par du sang liquide contenant des caillots mous. Il existe aussi du sang dans le cœur droit. Il contient quelques caillots noirs et mous. Quelques gouttes de sang diffluent se trouvent dans le ventricule gauche qui est flasque et mou, sans altération apparente de ses fibres musculaires. Les lobes supérieurs des deux poumons n'offrent rien de particulier. — Les lobes inférieurs sont engoués, fortement congestionnés et présentent à la base un état qui se rapproche de l'hépatisation rouge.

Système de la digestion. — Le tube intestinal depuis le duodenum jusqu'au côlon transverse ne laisse voir aucune modification sérieuse de structure. La muqueuse un peu pâle, et peut-être un peu ramollie dans le duodenum, est hyperhémiée dans le jejunum et l'iléon. Les plaques de Peyer sont normales. —

Rien de particulier dans les ganglions mésentériques. La rate est augmentée de volume, sans altérations manifestes ; elle mesure 15 centimètres dans son plus grand diamètre.

Le foie et la vésisule biliaire ne donnent lieu à aucune remarque. Les reins sont hyperhémiés dans leurs diverses couches.

OBSERVATION IX. — Closquinet, du 1er zouaves, était attaché comme interprète au dépôt des Tagarins. Il entre à l'hôpital le 18 mai 1868, accusant six jours de maladie.

Il a eu au début de la céphalalgie accompagnée de faiblesse générale, et deux jours plus tard des frissons irréguliers, suivis de chaleur et de sueurs. Malgré cet état il a continué son service pendant les quatre premiers jours. Les frissons et les sueurs reparaissent le cinquième jour, et il s'y joint du brisement dans les membres, de la soif, de l'anorexie, des nausées. La nuit est troublée par des rêves pénibles et fatigants.

État actuel. — 19 mai. — Facies un peu animé, sans injection des conjonctives. — Céphalalgie. — Intelligence nette. — Parole aisée. — Chaleur cutanée sèche et un peu au-dessus de la normale. — Pouls à 84, modérément développé, dépressible. — Langue blanche, muqueuse au centre, rouge aux bords. — Abdomen un peu développé, douloureux dans l'hypochondre gauche, indolore partout ailleurs. — Soif. — Anorexie. — Constipation depuis vingt-quatre heures. — La plessimétrie donne 11 centimètres, pour la hauteur de la rate. — Urine de couleur orange, traitée par l'acide nitrique, diaphragme brun.

P. Bon. — Lim. cit. 3. — Sedlitz 2 verres. — Sulf. quin. 1gr,2. — 3 vent. scarif. dans l'hypochondre gauche. — Oxycrat sur le front.

20. Il y a eu de l'exacerbation dans la soirée. — Insomnie presque complète. — Agitation. — Mais ce matin l'intelligence est nette, la parole est aisée et le facies toujours un peu animé, sans expression particulière. Les symptômes généraux sont les mêmes qu'hier, mais on remarque quelques phénomènes nouveaux. — La respiration est anxieuse et des sibilations sont perçues à distance. — La poitrine est sonore partout et à l'auscultation on ne constate que des râles sibilants rares et disséminés. — Anorexie. — Soif très-grande.

P. lim. cit. 2. — O. miel. 2, etc.

21. L'agitation a été encore grande la nuit. — Subdélire. — Le facies est prostré et plus coloré. — Les conjonctives sont in-

jectées. — Les yeux sont brillants. — La céphalalgie est vive. Il y a des vertiges, des bourdonnements d'oreilles, l'ouïe est dure, mais l'intelligence est intacte. — La parole moins aisée. — La chaleur cutanée est plus marquée et le pouls est à 90. — La langue est muqueuse et blanche, épaisse. — L'abdomen est plus développé, toujours un peu douloureux, à la pression de l'hypochondre gauche. — Nous constatons l'apparition de taches rosées sur l'abdomen et la poitrine. — La respiration est encore anxieuse. — Soif grande. — Anorexie. — Constipation.

P. Bon. — Lim. vin. 3. — Eau de Seltz. — Sulf. de magnésie 30 gr. — Pot. ext. de kina 4 gr.

22. L'insomnie, l'agitation et le subdélire ont existé pendant toute la nuit, et ce matin la prostration est plus grande, et il y a de la stupeur. — Les yeux sont injectés. — L'ouïe est dure. — L'intelligence est obtuse et les réponses plus difficiles et plus lentes. Le pouls est plus fréquent, à 100. — La peau est chaude et moite. La langue est muqueuse et blanche au centre, rouge aux bords. — L'abdomen est plus développé, un peu douloureux à la pression. Les taches rosées, discrètes hier, sont aujourd'hui confluentes sur tout le corps, et forment une éruption morbilliforme. — La soif est toujours grande. — Un peu d'appétit. — Deux selles.

La respiration est dyspnéique. — Il y a de la toux et une expectoration muco-salivaire, aérée, assez abondante. — Râles sibilants et ronflants disséminés.

P. Bon féculent. — Lim. vin. 3. — Pot. ext. de kina 4 gr., op. à 15 gouttes. — Lav. émol.

23. L'état général s'est aggravé. — La stupeur est plus marquée qu'hier et le pouls est plus fréquent, à 120, et plus petit. La chaleur cutanée est plus intense et sèche. La langue est muqueuse et un peu sèche. — L'abdomen est développé. Outre l'éruption morbilliforme, il existe de véritables pétéchies sur l'abdomen et les cuisses. — Soif. — Anorexie. — Trois selles.

La toux est fréquente et quinteuse. — L'expectoration est moins spumeuse, plus muqueuse, grisâtre, un peu adhérente au vase, et s'écoule en masse du crachoir. Il y a de la submatité à la base des deux poumons et des râles muqueux à ce niveau, tandis qu'en avant persistent des râles sonores.

B. B^on^ féculent. — Infus. de mauve et violette 2. — Lim. vin. 2. — Pot. oxymel. scillit. 15 gr. et t. digitale 30 gouttes. — Vésicat. à la poitrine.

24. Même état. — Mêmes prescriptions.

25. L'agitation a été très-grande la nuit et accompagnée d'un délire qui persiste encore à l'heure de la visite. — Stupeur considérable, face cyanosée. Les lèvres sont agitées par des mouvements convulsifs et le malade bredouille sans cesse des paroles inintelligibles. Les dents et les lèvres sont fuligineuses. La chaleur cutanée est sèche et au-dessus de la normale et le pouls à 120. Il y a du tremblement des membres, des soubresauts des tendons. — La langue est muqueuse, sèche, ratatinée, brune. L'abdomen est ballonné. La matité persiste à la base des poumons et la toux est plus rare. L'expectoration est difficile, muqueuse, grisâtre, puriforme. — Soif grande. — Anorexie. — Six selles diarrhéiques et quelques-unes involontaires.

P. B^on^ féculent. — Infus. viol. et mauve 2. — Lim. vin. 2. — Pot. sous-nit. bismuth 6 gr. — Pot. t. digit. 20 gouttes.

26. Le délire a persisté hier une grande partie de la journée. — Vers le soir il y a eu un léger amendement, de courte durée. — Le délire a reparu dans la nuit et a été, dans la matinée, remplacé par un état comateux d'où il est impossible de tirer le malade. — Il est à l'agonie au moment de la visite. La médication ne change pas la situation. — La respiration devient de plus en plus difficile, des râles trachéaux se manifestent et la mort a lieu à trois heures de l'après-midi.

Autopsie pratiquée le lendemain 27, dix-huit heures après la mort. — Cadavre bien constitué, rigide. — Pétéchies apparentes sur l'abdomen et les cuisses. — Suffusions sanguines dans les régions déclives.

Système nerveux cérébro-spinal. — Les veines méningiennes sont congestionnées et du liquide céphalo-rachidien placé sous l'arachnoïde lui donne un aspect opalescent qui disparaît par l'écoulement de ce liquide produit par une piqûre. — La superficie du cerveau est hyperhémiée et le centre ovale de Vieussens a un sablé abondant. La consistance du tissu cérébral paraît un peu amoindrie. Du liquide séro-sanguinolent se trouve dans les ventricules latéraux, en petite quantité. — Nous n'avons aucune remarque particulière sur les autres départements du système nerveux.

Systèmes circulatoire et respiratoire. — Le péricarde contient de la sérosité citrine. Cœur normalement développé, un peu ramolli, ayant ses cavités droites distendues par du sang en partie liquide et en partie coagulé. Les caillots s'étendent des cavités cardiaques dans les vaisseaux. Le cœur gauche est vide. — Les veines des membres et des cavités splanchniques sont distendues par du sang liquide contenant quelques caillots fibrineux. Les poumons sont crépitants dans leurs lobes supérieurs, et engoués à leurs bases. Outre cet engouement, il existe un état œdemateux très-prononcé des lobes inférieurs. Les bronches sont injectées et contiennent du mucus et une mousse rougeâtre.

Système de la digestion et annexes. — La muqueuse de l'estomac est mamelonnée et présente sur quelques mamelons une injection très-prononcée et comme ecchymotique. Cet état est surtout marqué à la grande courbure, dans le voisinage du pylore.

L'intestin grêle est hyperhémié et présente des arborisations nettement dessinées dans diverses parties de son étendue. — Outre cette hyperhémie, on remarque aussi une éruption psorentérique qui existe à son extrémité inférieure et qui se manifeste aussi dans le cœcum.

Le foie est volumineux, de couleur normale, quoique fortement hyperhémié. Il est friable. La vésicule biliaire est distendue par une bile épaisse, poisseuse, d'un vert foncé.

La rate est molle, hypertrophiée. Elle se déchire assez facilement sous un effort peu considérable. La boue splénique ne s'en écoule pas par la pression.

Les reins sont hyperhémiés.

Observation X. — Monnier, du 3e d'artillerie, homme robuste et bien constitué, caserné à la Casbah, n'ayant jamais eu de rapports avec les typhiques, entre à l'hôpital du Dey le 8 mai 1868, accusant huit jours de maladie.

Il a eu au début des frissons légers et erratiques qui ne l'ont point empêché de faire son service. Ces frissons ont reparu à des intervalles plus ou moins éloignés, et dans ces derniers jours ils ont été accompagnés de chaleur, de sueurs et d'une céphalalgie vive qui ne l'a plus quitté depuis deux jours. Depuis l'apparition de la céphalalgie il s'est manifesté de la faiblesse générale, des étourdissements, des vertiges. — La marche est devenue titubante et même impossible. Le sommeil est pénible et fatigant. — Soif. — Anorexie. — Pas de constipation ni de diarrhée.

État actuel. — 9 mai. — Insomnie produite par des rêves et des cauchemars. — Agitation continuelle. — Jactitation. — Céphalalgie vive et générale qui provoque des plaintes continuelles. — Vertiges. — Bourdonnements sans altération de l'ouïe. — Facies turgescent et prostré. — Injection des conjonctives. — Intelligence assez nette. — Parole un peu lente et voilée ; douleur pharyngée, sans lésion appréciable. Chaleur moite de la peau. — Pouls à 90, modérément développé, dépressible. Langue blanche et muqueuse au milieu, rouge à la pointe. — Abdomen mou, modérément développé, sans douleur à la pression ; soif. — Anorexie. — Deux selles.

Des taches rosées existent sur l'abdomen et la poitrine. — D'autres taches plus sombres se voient à côté d'elles.

Urine de couleur ambrée, traitée par l'acide nitrique, diaphragme brun surmonté d'un diaphragme blanc d'albumine.

P. B^on^. Lim. vin. 3. — Pot. gom. avec ext. de kina 4 gr., éther 20 gouttes. — Café éd. 120 gr. — Oxycrat sur le front.

10. L'état du malade ne s'est point modifié. L'agitation nocturne continue et il y a des hallucinations qui excitent des frayeurs incessantes. — Plaintes et gémissements. L'injection de la face et des conjonctives persiste. L'intelligence paraît normale actuellement. La parole est toujours lente et un peu voilée. — La douleur pharyngée est moindre. Le pouls est fréquent, à 92. La peau est chaude et sèche. La langue muqueuse et blanche au centre est rouge aux bords. — Abdomen mou et indolore. — Soif grande. — Anorexie.

L'éruption exanthématique est plus abondante qu'hier.

P. B^on^. — Lim. vin. 3, etc.

11. Même état. — Mêmes prescriptions.

12. L'agitation nocturne a augmenté et il y a eu un véritable délire, bruyant. Le malade a tenté à plusieurs reprises de s'échapper de son lit. Vers le matin il y a eu une rémission et actuellement l'intelligence est nette et les réponses sont justes. — La parole est toujours lente.

Le facies est moins turgescent et a une expression de stupeur. L'injection des conjonctives est très-prononcée et sous la conjonctive droite, à son angle externe, on remarque une véritable ecchymose. — Photophobie.

Le pouls est petit, dépressible, à 110. — La chaleur cutanée est sèche et plus élevée. — La langue est blanche et muqueuse au milieu, rouge aux bords. Abdomen plus développé que les premiers jours, douloureux à la pression des fosses iliaques. — Soif. — Anorexie. — Deux selles.

Il y a de l'hypéresthésie cutanée sur l'abdomen et la poitrine, et un peu de roideur à la nuque. Outre l'exanthème morbilliforme, il y a des pétéchies en petit nombre.

P. B[on]. — Lim. vin. 3. — Pot. ext. de kina 6 gr. — Éther 20 gouttes. — 3 pil. camph. op. — Café éd.

13. Même état. — Mêmes prescriptions, plus, deux vésicatoires aux mollets.

14. La position ne s'est point améliorée. Le délire est devenu permanent; cependant, en fixant l'attention du malade, on en obtient des réponses assez justes. Stupeur plus prononcée. — L'injection de la face et des conjonctives est moindre. — Le regard est fixe. Le pouls est fréquent, petit, à 110. — Chaleur cutanée sèche. — Langue muqueuse et brunâtre tendant à se sécher. — Fuligo sur les dents et les gencives. — Abdomen développé, douloureux. — Soif moindre. — Anorexie. — Trois selles. — Les mouvements sont incoordonnés et il y a des soubresauts de tendons. L'hypéresthésie cutanée, la roideur de la nuque persistent. L'éruption n'est point modifiée.

P. B[on]. — 2 p. de vin. — Lim. vin. 2. — Pot. ext. de kina 6 gr., éther 20 gouttes. — 2 pil. camph. op. — Vésicatoire à la nuque. — Sinapismes aux cuisses.

15. L'agitation et le délire ont été continuels dans la journée d'hier et dans la nuit. — Stupeur et regard fixe, hagard. La face est rouge et couverte de sueur. — Le malade est absorbé en lui-même et il marmotte sans cesse des paroles incohérentes. — Impossibilité d'obtenir une réponse aux questions. — Soubresauts des tendons. — Le pouls est fréquent, petit, à 130. — La chaleur cutanée est au-dessus de la normale. — Langue muqueuse, brune et sèche. — Abdomen ballonné. — Fuligo sur les lèvres et les dents. — Émission involontaire des urines et des fèces.

P. Bon. — 2 p. de vin. — Lim. vin. 3. — Café édulc. 100 gr. — Sulf. qui. 1 gr. — Sinap. aux cuisses.

Des mouvements convulsifs se manifestent dans la journée; ils sont suivis d'un état comateux que l'on cherche à combattre, mais en vain, par les stimulants internes et externes, et la mort a lieu dans la soirée.

L'autopsie est pratiquée le lendemain, quatorze heures après le décès. — Cadavre bien constitué, rigide. — Sigillations à la partie supérieure du dos et à la poitrine, — Pas de pétéchies apparentes. — Suffusion sanguine sous la conjonctive droite.

Système cérébro-spinal. — Congestion du système sanguin encéphalique aussi bien dans les sinus que dans les veines méningiennes. Sous l'arachnoïde il existe du liquide céphalo-rachidien, qui communique à la membrane une teinte opalescente; celle-ci disparaît par l'écoulement du liquide provoqué par des incisions. — La pie-mère est hyperhémiée ainsi que la convexité des circonvolutions cérébrales et les plexus choroïdes. Le centre ovale de Vieussens est fortement sablé. — Les ventricules latéraux contiennent de 30 à 35 grammes de liquide séro-sanguin. — Le tissu cérébral paraît diminué de consistance. — Le pont de Varole, la moelle allongée, le cervelet ne donnent lieu à aucune remarque particulière.

Systèmes de la circulation et de la respiration. — Le péricarde est normal. Le cœur droit est distendu par du sang liquide contenant quelques caillots fibrineux jaunâtre, qui se prolongent dans les vaisseaux. — Débarrassé de ces caillots et du sang, l'endocarde apparaît fortement coloré en rouge. — Le cœur gauche contient quelques gouttes de sang diffluent. Le tissu musculaire ne paraît point modifié, mais le viscère est mou et un peu flasque.

Le système artériel est vide. — Le système veineux est distendu par du sang liquide. — Dans quelques grosses veines existent des caillots fibrineux noirâtres et peu consistants.

Les poumons sont engoués principalement dans les lobes inférieurs. Cet état d'engouement ne paraît pas seulement dû à l'hypostase.

Système de la digestion et annexes. — La muqueuse stomacale a une couleur d'un blanc grisâtre dans le voisinage du cardia et d'un jaune rosé ailleurs. Elle est mamelonnée et au sommet de quelques-uns de ces mamelons on aperçoit de petites ecchymoses noirâtres qui tranchent vivement sur les régions voisines.

Dans la partie supérieure de l'intestin grêle l'hyperhémie est bien manifeste. — Elle diminue dans l'iléon et reparaît de nouveau plus intense dans le cœcum. A l'extrémité inférieure de l'iléon et dans le cœcum on constate l'existence d'une psorentérie formée de petits follicules clos. Dans le cœcum cette éruption est confluente et les follicules ont presque tous un point central noir, déprimé, avec une auréole transparente au pourtour. Dans quelques points l'épithélium de la muqueuse qui entoure le follicule est exulcéré. Les plaques de Peyer et les ganglions mésentériques ne sont point altérés.

Le foie est hypérhémié. — Sa couleur est plus rouge. — Il est friable et se déchire facilement sous la pression du doigt. — Bile peu abondante, verdâtre. La rate est peu développée. — Sa consistance est assez grande. — Elle ne paraît point modifiée dans sa texture.

Les reins sont rouges dans presque toute leur surface corticale et grisâtres dans quelques points peu étendus.

Tels sont les résultats que nous ont donnés les autopsies auxquelles nous avons assisté. Nous devons y ajouter ceux que nous avons obtenus par les recherches que nous avons faites sur le sang de nos typhiques.

Lorsqu'on examine au microscope avec un grossissement de 250 à 300 diamètres une gouttelette de sang normal, on aperçoit de petites lentilles rouge jaunâtre ou plutôt de petits corps discoïdes de 2 millimètres environ de diamètre (1), les uns empilés, les autres isolés, placés de champ ou sur une face. En outre dans le champ du microscope on compte de 10 à 12 globules blancs ayant à peu près les mêmes dimensions que les globules rouges. Quelquefois, mais rarement, on remarque aussi de petits corpuscules

(1) Bien entendu nous ne donnons pas les diamètres absolus, mais tels qu'on les aperçoit avec le grossissement que nous indiquons.

rouge jaunâtre ayant à peu près le tiers du diamètre des globules, ce sont les globulins. Ils sont en petite quantité, tandis que les globules sont en quantité considérable et presque innombrable. (Nous n'avons pas à nous occuper des recherches de M. Malassez, bien postérieures à 1868.) Dans le typhus il n'en est plus de même. Le nombre des globulius est augmenté d'une manière bien évidente, tandis que celui des globules rouges est diminué. Quant aux globules blancs, les résultats ont été tout à fait étranges et presque contradictoires.

Voici du reste ces observations faites avec le concours de MM. les docteurs Marchal et Corties, alors attachés à notre service.

Thiel, salle 22, n° 11, 15 avril. — Les globules rouges ne s'empilent pas et ne présentent pas tous le même diamètre. Un très-grand nombre ont un diamètre inférieur au moins d'un tiers au diamètre normal. Les globulins sont situés à la périphérie de la préparation, ils sont très-abondants et mûriformes. Les globules blancs sont au nombre de 10 à 12. — Ce malade est sorti guéri le 23 mai.

15 avril. — Pellisson, salle 22, n° 13. — Les globules blancs sont abondants, de 35 à 40. Les globulins sont ponctués aussi bien que les globules rouges, qui sont comme hérissés de petites pointes et non empilés.

16 avril. — Becquerelle, salle 22, n° 6. — Les globules blancs sont au nombre de 8 à 10. — Les globulins sont ponctués ; les globules rouges sont ponctués aussi en très-grand nombre, mais on voit cependant quelques globules normaux, mais non empilés.

17 avril. — Becquerelle, globules blancs de 8 à 10. — Les globulins sont les uns ponctués, les autres non ponctués. Les globules rouges ne sont point ponctués, ils sont sphériques, non empilés et placés les uns à côté des autres comme des pavés. — Sorti guéri le 7 juin.

17 avril. — Danton, arrivé à l'état de convalescence. Les glo-

bules blancs sont rares (6 à 8). Les globules rouges sont en très-grande quantité, normaux, beaucoup sont empilés. Les globulins persistent et sont ponctués. — Sorti guéri le 10 mai.

18 avril. — Matteï, salle 22, n° 11. — Globules blancs, de 8 à 10. — Globules rouges ponctués et d'autres en bien plus grand nombre discoïdes et empilés, non ponctués. Les globulins très-nombreux sont tous ponctués. — Sorti guéri le 4 mai.

28 avril. — Pellisson, salle 22, n° 13. — Il est agonisant. — Au milieu de la préparation les globules rouges paraissent normaux et sont empilés. — Les globules blancs, au nombre de 18 à 20, sont ponctués. En s'éloignant du centre et en se rapprochant de la périphérie on aperçoit des globules et des globulins très-abondants ponctués et placés les uns à côté des autres comme des pavés. Ils sont entourés par le plasma (V. plus haut). Mort le 29 avril.

M. le docteur Marchal, notre aide-major, nous donne de son sang à la date du 13 avril et nous y trouvons les éléments normaux (globules rouges et blancs).

3 mai. — Legathe, salle 22, n° 1, entré le 3 mai à l'hôpital. — Examen du sang le jour de l'entrée. — Globules rouges empilés, normaux. — Globules blancs de 10 à 12. — Globulins non ponctués.

3 mai. — Burrier, salle 22, n° 11. — Globules rouges empilés, normaux. — Quelques-uns cependant commencent à s'altérer et sont ponctués et déformés. — Globulins ponctués très-nombreux. — Globules blancs de 8 à 10. — Sorti guéri le 24 mai.

3 mai. — Nicklés, salle 22, n° 14. — Entré le 1er mai. — Sang examiné le 3 mai. — Globules rouges empilés. — Globules blancs de 10 à 12. — Globulins ponctués en grand nombre. — Sorti guéri le 20 juin.

4 mai. — Legathe, globules rouges empilés. — Globules blancs de 10 à 12. — Globulins ponctués. — Quelques globules rouges sont ponctués aussi, mais en petit nombre (V. plus haut). Sorti le 24 mai.

4 mai. — Burrier, globules rouges empilés, mais moins nombreux qu'hier. — Globules blancs de 10 à 12. — Globulins ponctués très-abondants. — Quelques globules rouges déformés et ponctués se trouvent à la périphérie (V. plus haut).

4 mai. — Nicklés. — Pas de globules rouges empilés, quoiqu'ils paraissent normaux, mais en petit nombre. La grande

majorité des globules est déformée, ponctuée. — Globulins très-abondants et ponctués. — Globules blancs de 8 à 10 (V. plus haut).

6 mai. — Thiel. — Globules rouges empilés, réguliers. — Quelques globules rouges altérés, déformés, ponctués. — Globulins abondants et ponctués. — Globules blancs de 4 à 6 (Voir plus haut).

6 mai. — Nicklés. — Les globules rouges normaux sont mêlés avec un plus grand nombre de globules altérés. Il n'y a point d'empilation, mais disposition en mosaïque, en pavés. — Globules blancs de 6 à 8. — Globulins abondants ponctués (V. plus haut).

7 mai. — Nicklés. — Pas de globules rouges empilés, mais disposés en mosaïque. Les globules normaux sont rares. Tous ou presque tous sont pointillés comme les globulins avec lesquels ils sont mêlés aux confins de la préparation, ce qui n'a pas lieu au centre. Les globules blancs sont rares, de 6 à 8 (V. plus haut).

8 mai. — Nicklés. — Globules rouges empilés presque tous normaux ; quelques-uns en très-petit nombre encore déformés, en étoile, pointillés. Globules blancs rares, de 4 à 6. — Aux bords de la préparation globulins ponctués très-abondants, mêlés avec des globules rouges les uns en petit nombre normaux, les autres en plus grand nombre plus petits, déformés, ponctués (V. plus haut).

21 mai. — Closquinet, entré à l'hôpital le 21 mai. — Examen du sang. — Globules rouges bien empilés et normaux. — Globules blancs de 4 à 6. — Quelques globulins rares au milieu de la préparation, mais très-abondants à la périphérie.

23 mai. — Closquinet. — Globules empilés normaux. — Globulins ponctués, mêlés avec des globules ponctués à côté des précédents. — Globulins ponctués abondants aux limites de la préparation. — Globules blancs de 8 à 10.

25 mai. — Closquinet. — Globules rouges parfaitement empilés, globules blancs 4. — Globulins à la périphérie, nombreux, ponctués, accompagnés de globules ponctués aussi.

26 mai. — Closquinet. — Globules rouges bien empilés, globules blancs 2. — Globulins et globules ponctués à la périphérie.

En résumé globulins très-abondants et ponctués. Diminution et souvent déformation des globules rouges (cette altération est relative à la quantité des globules et quelquefois à leur volume). Diminution probable des globules blancs, car nous avons trouvé aussi ces derniers singulièrement augmentés en nombre ; tels sont les résultats que nous a donnés l'examen microscopique.

D'autres recherches ont été faites sans résultats plus concluants. De son côté, M. le docteur Jaillard, professeur de chimie à l'école de médecine d'Alger et pharmacien-major à l'hôpital du Dey, depuis longtemps familiarisé avec les études microscopiques et histologiques, n'a pas plus que nous trouvé de bactéries dans le sang des typhiques. Quant à l'analyse chimique du sang, nous n'avons rien à en dire, parce que nous n'avons aucun élément nouveau à produire.

Nous devons aussi revenir sur l'examen de l'urine qui a été pratiqué de la manière suivante : 10 à 15 grammes de l'urine du matin étaient mis dans un verre à pied, dans lequel on versait lentement de 3 à 4 grammes d'acide nitrique, en le faisant couler le long de la paroi du verre, et au bout de quelques minutes on constatait les résultats obtenus.

Lacherri, salle 3 *bis*, n° 3, urine de couleur de bouillon avec un dépôt muqueux au fond ; par l'acide nitrique diaphragme brun, diaphragme léger d'albumine au-dessus du précédent et diaphragme d'acide urique à la surface du liquide. — Sorti le 2 mai.

Raffiany, salle 2 *bis*, n° 16 urine de couleur de bouillon avec un dépôt muciforme au fond; par l'acide nitrique diaphragme brunâtre surmonté d'un diaphragme d'albumine ; mort le 19 avril.

Thiel, salle 3 *bis*, nº 12, urine d'un jaune sale, louche; par l'acide nitrique diaphragme rougeâtre et au-dessus diaphragme d'acide urique. — Sorti le 23 mai.

Durand, salle 3 *bis*, nº 5, urine ambrée tenant du mucus en suspension; traitée par la chaleur, elle devient louche, opalescente; traitée par l'acide nitrique, précipitation d'albumine. — Sorti le 24 mars.

Danton, salle 3 *bis*, nº 4, urine de couleur chair; traitée par l'acide nitrique diaphragme brun surmonté d'un diaphragme d'acide urique. — Sorti le 10 mai.

Matteï, salle 3 *bis*, nº 12, urine de couleur de bouillon; traitée par l'acide nitrique diaphragme brun. — Sorti le 4 mai.

Clavières, salle 2 *bis*, nº 26, urine de couleur de lait de chaux, opaque; traitée par l'acide nitrique diaphragme brun surmonté d'un diaphragme d'acide urique et précipitation de nitrate d'urée. — Deux jours plus tard l'urine de ce malade devenait albumineuse. — Sorti le 16 mai.

Chauzade, salle 2 *bis*, nº 4, urine de couleur de bouillon avec un dépôt muqueux au fond; traitée par l'acide nitrique diaphragme d'un rouge vineux, surmonté d'un diaphragme d'albumine. — Mort le 4 juin.

Nous pourrions ajouter à ces expériences un certain nombre d'autres, tout à fait semblables. On n'est donc pas autorisé à dire qu'à l'examen de l'urine par tous les réactifs on ne constate aucune altération particulière (Voyez, docteur Maurin, page 69).

Nous avons donné des observations de malades qui avaient été placés dans la salle des douteux et chez qui nous avons vu l'affection se confirmer sous nos yeux. Chez d'autres il en a été différemment. Admis aux douteux et y ayant été considérés, après examen, comme typhiques, ils ont été évacués sur le service spécial auquel ils paraissaient appartenir. Là le diagnostic porté ne fut pas confirmé. Il y avait eu erreur. Enfin d'autres malades envoyés dans le service des typhiques, parce que le diagnostic semblait évident, ont dû être évacués et rendus à la division dans laquelle ils avaient été primitivement placés. Ces faits ont leur importance, car ils complètent cette étude et confirment certaines idées que nous avons émises précédemment relativement au diagnostic. Ils prouvent combien cette question peut être difficile, principalement dans les premiers jours, pour le médecin qui pratique là où le typhus et la fièvre typhoïde sont endémiques. Et enfin ils expliquent comment le doute et l'hésitation ont pu exister si longtemps sur les véritables altérations pathologiques du typhus, puisque tantôt on trouvait des lésions bien caractérisées, tandis que d'autres fois elles faisaient défaut, suivant qu'on avait eu à traiter un typhique ou un typhoïde. Voici les noms de ces hommes avec indication du diagnostic réel.

Salle 3, n° 6. Combes (Jules), du 1er zouaves, est évacué aux typhiques le 9 avril; il y reste le 10, le 11 et le 12 et revient ce jour à la salle 3 : fièvre typhoïde.

Salle 3, n° 11. Claverie, ouvrier d'administration, entre à l'hôpital le 30 mars; il reste en salle libre les 31 mars et 1er avril. — Est évacué aux typhiques où il demeure les 1er, 2 et 3 avril, et revient à son lit le 3 avril : fièvre typhoïde.

Salle 3, n° 34. Buzat, du 1er d'artillerie, entre à l'hôpital le 1er avril, est évacué aux typhiques le 3, y reste les 4, 5 et 6 avril et rentre en salle libre le 7 : fièvre typhoïde.

Lambert, de la 12e section d'ouvriers d'administration, entre à l'hôpital le 20 mars, est évacué aux typhiques le 24 et revient à son lit primitif le 27 : varioloïde.

Ahmed-ben-Abd-el-Kader, du 1er tirailleurs, entre à l'hôpital le 21 mars. — On le place aux typhiques où il reste quelques jours et d'où il est évacué en salle libre : fièvre rémittente.

Salle 3 *bis*, n° 3. Guillet, du 34e de ligne, entre à l'hôpital le

3 avril. Il est mis aux typhiques où il reste les 3, 4 et 5 avril et d'où il est évacué le 6 : purpura hemorrhagica fébrile.

Lasbennes, du 34e de ligne, entre à l'hôpital le 13 mars. — Il est mis aux typhiques. Il y reste quelques jours et est évacué sur un autre service : rougeole adynamique.

Salle 3 *bis*, nº 10. Pannetier, à son entrée à l'hôpital, est placé aux typhiques ; trois jours plus tard il est évacué et mis en salle libre : suette miliaire.

Salle 2, nº 32. Salem-ben-Kacem entre à l'hôpital le 27 avril. — On le met aux typhiques douteux, et le 28 il est évacué et placé en salle libre : pneumonie.

Gauthier, du 37e de ligne, entre à l'hôpital le 3 avril ; est évacué aux typhiques douteux le 4, y reste les 5 et 6 avril et revient en salle libre le 7 : fièvre rémittente.

TABLEAU RÉCAPITULATIF *des affections en traitement dans nos salles au moment de l'invasion du typhus et pendant son règne.*

1. Fièvre typhoïde.
2. Fièvre rémittente.
3. Fièvre intermittente.
4. Variole et varioloïde.
5. Rougeole et scarlatine.
6. Érysipèle de la face.
7. Purpura hemorrhagica.
8. Albuminurie.
9. Rhumatisme articulaire aigu.
10. Névralgies.
11. Angine.
12. Dyspepsie.
13. Diarrhée { simple. / cholériforme.
14. Hépatite.
15. Irritation gastro-intestinale.
16. Bronchite. — Tuberculose.
17. Pleurésie.
18. Pneumonie.

ÉTAT NUMÉRIQUE *des typhiques traités à l'hôpital du Dey depuis le* 25 *janvier* 1868 *jusqu'au* 31 *août suivant, date de la fermeture définitive des salles affectées à ce service.*

Militaires	58	Zouaves	27
		Infirmiers	9
		Autres corps	24
Religieux de Ben-Aknoun	1		
Employé civil de l'Harrach	1		
Douanier	1		
Hommes du pénitencier	7		
Prisonniers arabes	4		
Total	72		

Ces 72 typhiques ont donné lieu à 14 décès. Il y a donc eu 1 décès pour 5,14 malades.

C'est là le chiffre des typhiques qui ont été traités à l'hôpital du Dey. Qu'on ajoute à ce chiffre trente autres cas pour tenir compte de ceux qui n'ont point été diagnostiqués et de ceux peu nombreux, comme celui du commandant Renoux des bureaux arabes, qui ont été soignés à domicile, et l'on arrivera au chiffre de 100 typhiques, fournis par une garnison de plus de 5,000 hommes! N'est-ce pas un résultat bien étrange et qui contraste vivement avec ce que nos souvenirs nous retracent des terribles épidémies de Mayence et de Torgau! Si nous ajoutons à cela que la population civile d'Alger a été presque complétement épargnée par la maladie, ne sera-t-on pas forcément amené à admettre la faible transmissibilité du typhus dans un milieu qui permet un échange facile et continuel entre l'air extérieur et celui des habitations?

Nous abordons maintenant la description du typhus en utilisant les matériaux que nous avons réunis dans les pages précédentes.

Historique et définition. — L'absence complète de détails anatomo-pathologiques précis laisse planer l'obscurité la plus grande sur les descriptions des fièvres graves des auteurs anciens. Avec Joseph Frank la lumière commence à se faire, mais c'est à Hildenbrand que revient, sans contredit, l'honneur d'avoir constitué l'individualité du typhus. Toutefois son œuvre demeura imparfaite, parce que, dans le but d'établir des limites bien tranchées entre cette affection et ses congénères, il lui attribua des caractères si nets, des périodes si fixes, qu'il l'a rapprochée plutôt des fièvres éruptives et de la variole en particulier, que des fièvres dites essentielles. Rapportant en outre au typhus toutes les épidémies graves qui ont envahi les armées dans les siècles derniers, il a étendu au delà des justes bornes, le cercle de son action. Quoi qu'il en soit, la pathologie est redevable à Hildenbrand d'un progrès très-réel, dont les effets ont été enrayés pendant quelque temps, par la fausse doctrine de l'unicité des fièvres graves, admise trop légèrement, et comme par entraînement, à la suite des travaux de Louis sur la fièvre typhoïde. Cet illustre nosographe, dont l'influence a été si féconde sur la médecine contemporaine, a cependant, et pour ainsi dire malgré lui, opposé par ses savantes recherches, des obstacles à la manifestation de la vérité, entrevue par quelques-uns de ses prédécesseurs et proclamée par Hildendrand ! Nous ne voulons point nous étendre ici sur les recherches des Schattuck, des Gerhard, des Landouzi, des Forget et des médecins de la marine, qui, battant en brèche la doctrine nouvelle de l'identité des fièvres graves, tendaient à accorder au typhus la place qu'il doit occuper. Leurs œuvres, sans écho, étaient stérilisées par l'incrédulité de l'opinion médicale égarée. La guerre de Crimée a mis fin à cette situati n, et la médecine militaire a largement contribué à ce résultat, en démontrant la fausseté de la doctrine de l'identité du typhus et de la fièvre typhoïde. Est-ce à dire qu'il y ait une différence bien tranchée dans l'allure des deux pyrexies? Telle n'est point notre opinion, et les observations que nous avons rapportées plus haut prouvent qu'il y a entre elles de si grands rapports que la confusion est possible. Nous nous rappelons du reste un praticien éminent disant à son arrivée à Constantinople : « Je ne vois aucune différence entre vos typhiques et des typhoïdes. » Il y avait une certaine apparence de vérité dans ce jugement qui exprimait une erreur manifeste, et qu'une étude plus approfondie de l'affection ne tarda pas à rectifier.

L'étude des épidémies de typhus démontre bien nettement qu'elles se développent dans des conditions particulières de milieu, qui ne sont point celles qui déterminent l'apparition de la fièvre typhoïde. Quoiqu'il y ait des traits communs entre les deux pyrexies au point de vue symptomatique, elles ont chacune leur physionomie propre, et l'anatomie pathologique établit entre elles une ligne de démarcation bien tranchée. Aussi pour définir le typhus, nous dirons qu'il est une pyrexie essentielle, continue, contagieuse et surtout infectieuse qui se développe sous l'influence de miasmes d'origine animale, produits par l'encombrement de malades, atteints d'affections graves et principalement d'affections du tube digestif. Ces miasmes agissant surtout sur le système nerveux et le système sanguin, la pyrexie qu'ils engendrent est caractérisée par la stupeur, le délire, les symptômes des fièvres graves, par des éruptions cutanées et par l'absence d'altérations des plaques de Peyer.

GENÈSE ET ÉTIOLOGIE (1).

Nous avons dans les lignes qui précèdent indiqué sommairement ce que nous savons de plus exact sur la genèse

(1) Ce travail était terminé depuis un an et avait été adressé à l'Académie de médecine depuis plusieurs mois, lorsque M. le professeur Jaccoud, dans son appendice aux quatre premières éditions de son *Traité de pathologie*, a donné une description du typhus fondée, en partie, sur un certain nombre de faits observés par lui, à bord du paquebot *la Gironde*, dans une traversée de Rio de Janeiro à Bordeaux. M. Jaccoud arrive à cette conclusion nouvelle et inattendue, savoir : « l'accumulation de produits animaux en état de fermentation ou de décomposition peut, en dehors de tout encombrement humain, provoquer l'explosion du typhus » (p. 236). Reste à savoir si M. Jaccoud a eu affaire

et l'étiologie du typhus qui, comme les autres maladies zymotiques, ses congénères, impose à notre esprit la nécessité de l'intervention d'un agent spécifique, inconnu dans son essence et désigné jusqu'à présent sous les noms vagues de miasme, de ferment, de zymase, etc. Cet agent existe-t-il sous forme de corpuscules organisés et figurés ou non, sous forme de gaz? ou a-t-il des rapports avec les impondérables, l'électricité, le magnétisme, etc.? Autant de questions à résoudre. La nature intime, la constitution propre de cet agent nous échappe et reste à l'état de mystère, mais nous savons avec certitude que les causes dites banales ne produisent point le typhus qui ne se développe que dans certaines conditions particulières. Ces conditions sont : 1° *générales*, et se rattachent à l'absence de productions suffisantes du sol, à la misère qu'elle engendre, à l'affaiblissement et à la détérioration dont elle frappe les organismes humains; 2° *locales*, et proviennent de l'accumulation en des locaux clos et incomplétement aérés, d'organismes affaiblis, couverts d'enduits malpropres, et souffrant de certaines affections, le plus communément d'affections du tube digestif. Le miasme ainsi engendré fait des victimes dans son voisinage immédiat, se propage de son lieu d'origine, rayonne suivant des lois encore in-

au typhus ou à une toxicohémie de nature spéciale, déterminée par l'accumulation de produits animaux. On n'a qu'à lire (p. 239) les deux observations de M. Jaccoud, l'une avec absence complète de toute éruption cutanée, l'autre avec éruption précoce de sudamina au cinquième jour, et à étudier le délire spécial des malades avec tendance au suicide, pour demeurer dans le doute le plus absolu! Le chapitre consacré par M. Jaccoud au typhus est accompagné d'une bibliographie très-riche. — On consultera avec fruit les relations que MM. Worms et Laveran ont données en 1865 et en 1866 des épidémies de Saint-Cloud et de Lourcine, qui ont eu pour cause, l'usage en boisson, d'une eau contenant des matières animales en putréfaction. (Voir *Mémoires de médecine militaire*, 3e série t. XIV et XVI.) Il y a là aussi des toxicohémies spéciales affectant une physionomie particulière.

connues, et vient contaminer ou intoxiquer des organismes vierges de toute maladie, ou atteints déjà d'une autre affection. Au point de vue de sa propagation il est certainement plus infectieux que contagieux, mais le contage peut se faire par le malade lui-même, par ses effets, par son linge, par ses draps de lit, etc... Le local contaminé peut, malgré des mesures hygiéniques, conserver pendant un certain temps des propriétés infectieuses. Cependant il est démontré par l'expérience que, grâce aux prescriptions hygiéniques, grâce surtout à l'abondance succédant à la disette, le typhus disparaît complétement des régions qu'il avait envahies. On a avancé, mais sans preuves bien démonstratives, que les constitutions les plus vigoureuses sont le plus souvent attaquées par le miasme, qui marquerait ainsi ses préférences. Ce qui paraît plus vrai, c'est que la nocuité du miasme augmente avec sa concentration. Favorisez au contraire sa diffusibilité, et vous en atténuerez l'action. C'est là ce que démontre l'épidémie observée à l'hôpital du Dey, où les effets de l'infection, grâce à l'aération permanente (1), ont été tellement affaiblis que malgré la présence presque constante d'un certain nombre d'infirmiers et de médecins dans les salles de typhiques, il n'y a eu que très-peu de cas de contagion à l'hôpital, tandis que les malades venaient des centres infectés, tels que les Tagarins, le fort l'Empereur, la prison de la rue Salluste, etc., etc. Nous n'ignorons pas que cette immunité dont a joui le personnel de l'hôpital du Dey n'a point été accordée à l'hospice civil de Mustapha, où des sœurs de charité, nobles victimes, ont payé de la vie leur dévoue-

(1) On comprend dès lors la nocuité plus grande d'une épidémie de typhus dans les saisons froides et dans les pays froids.

ment à la cause sacrée de l'humanité! Mais nous avons déjà indiqué les conditions particulières de cet établissement, où l'affluence des affamés, ayant été très-grande au début, y a produit l'encombrement et ses suites inévitables en pareille circonstance, le typhus, qui y fit 48 victimes, parmi lesquelles 18 Européens et 30 indigènes.

Influence de l'âge, du sexe, des professions. — Le typhus peut se montrer à tout âge, mais plus communément dans l'âge mûr et la jeunesse. Il atteint les deux sexes et sévit plus particulièrement sur ceux qui, par leur position et leurs occupations, sont en rapport avec les causes productrices du miasme. Ainsi des malades ou des hommes bien portants habitant des locaux infectés, comme on l'a vu à Milianah; ainsi des sœurs de charité, des médecins, des infirmiers, des officiers des bureaux arabes chargés du rapatriement des faméliques, etc., ont été victimes du fléau. Une première attaque ne confère point une immunité absolue contre une attaque ultérieure, et l'on cite, sans que nous en ayons vu d'exemple, des cas d'individus atteints deux et trois fois du typhus, tantôt dans la même épidémie, tantôt dans des épidémies différentes.

Anatomie pathologique. — Les altérations anatomo-pathologiques que nous avons observées à la suite des autopsies faites à Alger ne diffèrent point de celles que nous avions constatées à Constantinople. Nous pouvons les ranger sous les trois chefs suivants :

1° Altérations du système circulatoire;

2° Du système nerveux;

3° Du système de la digestion.

1° *Systèmes circulatoire et respiratoire.* — Le système veineux, surtout celui qui est en rapport avec les organes splanchniques, est distendu par le sang. Les gros vaisseaux en contiennent en général une forte proportion, avec quelques caillots plus ou moins considérables. Les petits vaisseaux et les capillaires sont dessinés par le sang qu'ils contiennent et impriment sur les membranes qu'ils parcourent les nuances variées que détermine leur hyperhémie. Dans quelques régions le sang est sorti des vaisseaux et forme des ecchymoses, dans le tissu cellulaire, dans les muscles, dans l'épaisseur des tuniques intestinales, etc. Le tissu musculaire du cœur est ramolli. La striation de ses fibres disparaît-elle et y a-t-il une transformation graisseuse (1)? Ces questions ne peuvent être résolues par nous, car nous n'avons que des souvenirs pour affirmer que la striation normale persiste. Les poumons, outre l'hypostase simple ou œdémateuse, offrent aussi, dans quelques cas, des traces évidentes de pneumonie et surtout de pneumonie lobulaire. Rarement on a trouvé de la pleuro-pneumonie ou de la pleurésie purulente.

Lésions du système nerveux. — C'est à la lésion du système sanguin que nous rapportons sans hésitation une altération que l'on a décrite dans diverses affections et qui provient pour nous de la distension du système veineux encéphalique, sinus et veines.

Les veines qui rampent à la surface des hémisphères sont gorgées de sang. Les sinus veineux de leur côté contiennent une forte proportion de ce liquide. Qu'y a-t-il d'étrange à ce que, sous l'influence de cette distension des vaisseaux et de l'endosmose qui en est la suite, une certaine quantité de sérosité se mêle au liquide céphalo-rachidien, s'accumule

(1) Ces altérations ont été décrites dans le typhus par Zenker (Leipsick, 1864).

dans les anfractuosités des circonvolutions, et communique à l'arachnoïde cette teinte opalescente qu'on a remarquée dans le typhus, dans le choléra et dans d'autres affections encore? Il y a donc de l'hyperhémie, mais non phlegmasie des méninges. Elle se manifeste aussi dans la partie corticale du cerveau, par l'injection de ses capillaires. Nous n'avons pas trouvé d'altération de la substance nerveuse cérébrale, dont la consistance était normale ou un peu diminuée, et dont les éléments, tubes et cellules, ne paraissaient point modifiés. De l'hyperhémie de la superficie des circonvolutions, une quantité plus ou moins grande de liquide séreux ou séro-sanguin dans les ventricules latéraux (1), sablé prononcé du centre ovale de Vieussens; telles sont les modifications qui ont été observées dans le système nerveux central. Quant au système nerveux ganglionnaire que nous avons examiné avec soin, il ne nous a rien présenté d'anormal.

Lésions des organes de la digestion. — Le tube digestif a comme altération principale l'hyperhémie de la muqueuse et du tissu sous-muqueux. La coloration rouge de la muqueuse n'est pas uniforme; elle est répartie d'une manière irrégulière sur toute l'étendue de celle-ci, occupant des espaces plus ou moins considérables et variant du rouge cinabre au rouge hortensia, tandis que les parties voisines ont conservé leur couleur normale. La muqueuse et le tissu sous-muqueux n'ont point subi de modification dans leur épaisseur, ou sont légèrement amincis. Dans quelques au-

(1) L'attention des médecins allemands a depuis longtemps été fixée sur le liquide des ventricules. Aussi ont-ils assigné pour cause la plus ordinaire de la mort dans le typhus cette présence de la sérosité dans les ventricules cérébraux et dans l'arachnoïde. M. Horn en a fait le sujet d'un mémoire spécial.

topsies on a vu des ecchymoses dans l'épaisseur de la muqueuse stomacale et intestinale.

Une éruption psorentériforme très-peu manifeste au toucher, plus évidente à la vue, existe ordinairement à l'extrémité inférieure de l'intestin grêle et dans la plus grande partie du gros intestin. Elle se compose de granulations d'un tiers à deux tiers de millimètre de diamètre, siégeant dans l'épaisseur de la muqueuse, et offrant la plupart un point central noir, déprimé, avec auréole transparente, blanche, parfois exulcérée légèrement au pourtour. Les plaques de Peyer sont normales. Les ganglions mésentériques ne sont point altérés. La rate a souvent ses dimensions et sa consistance normales. D'autres fois elle est hypertrophiée et ramollie.

Le foie est assez souvent hypertrophié. Ailleurs il a son volume ordinaire ou paraît même diminué de volume. Dans une des autopsies que nous rapportons, on a noté des taches jaune verdâtre à la surface et dans l'intérieur de cet organe. Les reins sont hyperhémiés dans leurs diverses couches. Quelquefois il y a un commencement de transformation granulo-graisseuse.

Symptomatologie. — Le typhus résultant d'une intoxication, il existe une période dite d'incubation dont il est impossible de déterminer actuellement la durée, car elle n'est révélée par aucun phénomène (1). Depuis le moment où le

(1) La durée de l'incubation varie suivant les auteurs. D'après Hildenbrand, elle serait de quelques heures à douze ou quinze jours. D'après les écrivains modernes, elle serait de dix à douze jours. Cette appréciation est toujours très-difficile, et cela se conçoit. Depuis combien de temps le miasme a-t-il agi, d'une manière latente, sur le sujet? C'est ce qu'il est impossible de préciser pendant une épidémie, le malade ayant séjourné dans le milieu infectieux plus ou moins de temps. Il faudrait, pour arriver à une donnée exacte, des malades qui n'eussent point été soumis à l'influence générale. Nous avons un cas de ce

miasme a pénétré dans l'organisme, jusqu'à l'apparition des premiers symptômes, il se passe un temps plus ou moins long, suivant la réceptivité organique, dépendant elle-même de la constitution, du tempérament et d'influences générales et locales complétement inconnues encore aujourd'hui. — Chez quelques malades il existe une période prodromique qui se manifeste par de l'inappétence et de la faiblesse générale ou par une lassitude extrême, de la douleur dans les membres, de la répulsion pour tout travail intellectuel ou manuel, de la céphalalgie, de l'anorexie, de la constipation ou de la diarrhée. Quelquefois c'est une toux qui se prolonge pendant plusieurs jours. — Enfin dans quelques cas il y a une ou plusieurs épistaxis. — Pour la description des symptômes, nous admettons, abstraction faite des prodromes, trois périodes : 1° période d'invasion et d'augment; 2° période d'état, dite période ataxo-adynamique ; 3° période de déclin ou de rémission suivie de la convalescence.

Première période ou période d'invasion et d'augment. — Dans la majorité des cas il n'existe point de prodromes et l'affection débute brusquement par un frisson violent et général, suivi le plus ordinairement de chaleur et de sueurs. Plus rarement le début a lieu par des frissons localisés dans les lombes, dans le dos, dans les membres. — Quelquefois, avec les frissons, il y a des vomissements, ou des nausées, de la perte de l'appétit et de la soif. — L'état pyrétique ainsi développé persiste avec plus ou moins d'intensité, accompagné de céphalalgie ordinairement intense

genre, c'est celui de Cohéléacht venu de Médéah, où il n'y avait plus de typhus, à Alger où il en existait encore. Il est logé au fort l'Empereur, et au bout de cinq jours il est atteint de typhus. Chez M. Biscarrat, l'incubation paraît avoir été, au maximum, de huit jours.

générale ou partielle, de faiblesse générale, de soif, d'anorexie, et vers le soir il se manifeste de l'exacerbation fébrile, suivie de rêves pénibles, d'agitation, d'insomnie. Assez souvent, le lendemain, le malade se trouve un peu mieux, et il peut se lever, quoiqu'il se sente mal à l'aise; il peut y avoir ainsi, rarement à la vérité, pendant quelques jours, des alternatives de bien et de mal. Le plus ordinairement, dans la journée ou dans la soirée du deuxième jour, les frissons reparaissent et sont suivis des mêmes symptômes que la veille, de sorte que le malade se voit forcé de garder définitivement le lit. Alors à la céphalalgie se joignent des bourdonnements d'oreilles, des vertiges, une grande faiblesse musculaire. Le malade tente-t-il de se lever, il chancelle et marche en titubant. L'appétit est nul, et l'insomnie est accompagnée de rêves pénibles, de cauchemars et très-souvent de subdélire ou de délire.

Il y a cependant des malades qui n'ont point de frissons au début. La céphalalgie ouvre la scène, et il y a en même temps de la chaleur, de l'insomnie, du subdélire, des cauchemars, de la faiblesse générale, de la soif, de l'anorexie, etc. ; l'état pyrétique est constitué, mais à l'agitation nocturne s'allie le matin une rémission pendant laquelle l'intelligence paraît être dans toute son intégrité. La maladie peut être méconnue en ce moment. — Avec la chaleur apparaît la fréquence du pouls qui atteint les chiffres de 80, 90, 100, 110 pulsations et au delà, modérément développées, dépressibles. La température du corps s'élève et arrive rapidement à 39°, 40° et au-dessus. Quoi qu'on en ait dit, il existe souvent des sueurs abondantes dans ces premiers jours. En même temps que l'état pyrétique reste permanent, les phénomènes dus à l'hypérémie qu'il provoque dans les organes s'accusent davantage. La céphalalgie augmente ainsi que l'agitation nocturne, et le subdélire est remplacé par du délire, bruyant quelquefois, et plus souvent calme ; mais, le plus ordinairement, l'exacerbation vespérienne est marquée par du subdélire. Les bourdonnements d'oreilles s'accompagnent de la dureté de l'ouïe, et plus rarement d'une surdité complète. Il existe des vertiges, de la douleur dans les yeux, de la turgescence de la face et de tout le système cutané ; de l'injection des conjonctives et du larmoiement (l'œil est brillant et humide), du gonflement des paupières, du catarrhe nasal et assez souvent du catarrhe bronchique avec une toux fatigante parfois accompagnée de râles sibilants. — Quelquefois cependant la toux est spasmodique. — D'autres fois il y a du hoquet, des grincements de dents. — Le facies exprime l'hébétude, l'abattement, la prostration, quelquefois l'inquiétude, et, dans les cas graves, il prend rapidement l'aspect de la stupeur. L'intelligence est paresseuse, un peu obtuse, et la parole est lente, difficile, embarrassée, hésitante ou brève et saccadée. La faiblesse générale est augmentée, et les mouvements musculaires sont douloureux, incertains et tremblants. La douleur dans les membres est souvent très-accentuée, et quelquefois il s'y joint de l'hypéresthésie cutanée sur une étendue plus ou moins considérable. La bouche et la langue participent aussi de cet état d'hypérémie. Il y a de la rougeur au début, mais la langue ne tarde pas à se couvrir d'un enduit blanc à son centre, tandis qu'elle reste rouge à la pointe et sur les bords. On aperçoit assez souvent sur les gencives, surtout au niveau des petites molaires, des bandelettes nacrées. Les dents sont ordinairement sèches, rarement fuligineuses dès les premiers jours. La salive est rare et visqueuse. La bouche est pâteuse et amère. L'haleine est fétide. Le pharynx est quelquefois douloureux, et on constate parfois une véritable angine, accompagnée dans quelques cas d'aphonie et que nous avons vue suivie une fois de paralysie du voile du palais. L'abdomen mou, modérément développé, indolore à la pression, est d'autres fois dur et douloureux à la pression dans les deux fosses iliaques, ou dans l'une d'elles seulement. Parfois aussi il y a du gargouillement soit dans les deux fosses, soit dans l'une d'elles seulement, tantôt dans la droite, plus souvent dans la gauche. La diarrhée n'est point rare; elle est plus fréquente que la constipation. — L'appétit a complétement disparu, sauf de rares exceptions, et la soif est intense.

C'est là la marche la plus ordinaire de cette période. Il y a cependant des cas où les symptômes sont moins hâtifs; dans d'autres, au contraire, ils marchent avec une acuïté plus grande. — Du troisième au sixième jour, pendant que se déroulent les symptômes ci-dessus décrits, on voit apparaître l'exanthème pétéchial sous forme de taches rosées ou rubéoliformes, s'effaçant sous la pression du doigt d'une manière plus ou moins complète. Tantôt discrète, siégeant sur l'abdomen et la poitrine, tantôt confluente, occupant le tronc et les membres, rarement ou presque jamais la face, cette éruption, surtout lorsqu'elle est confluente, n'est point uniforme, et on peut ordinairement y distinguer deux espèces de taches qui diffèrent entre elles par leurs dimensions et par d'autres caractères. Les unes ont un demi-millimètre de diamètre ou un peu plus, sont rosées, formées de papules ou de macules qui s'effacent sous la pression du doigt; les autres sont plus grandes, d'un diamètre de 1 millimètre et demi à 2 millimètres, et leur couleur est rosée aussi dans les premiers jours, mais elles s'effacent incomplétement sous la pression du doigt, sous laquelle elles pâlissent seulement. Ces dernières se convertissent souvent en véritables pétéchies. — Outre cette éruption, il en existe une autre formée de taches de 2 millimètres à 2 millimètres et demi de diamètre, d'un rouge vineux, et ne s'effaçant pas sous la pression du doigt. Ce sont là de véritables pétéchies et existant comme telles dès leur apparition.

Lorsque l'exanthème est arrivé à son entier développement, il y a souvent une rémission qui, dans les cas graves, est de courte durée. Elle se manifeste vers le dixième ou le onzième jour et peut être suivie de la cessation de l'état pyrétique et d'un amendement considérable dans la position du malade, dont la convalescence se prononce bientôt franchement. Malheureusement, il n'en est pas toujours ainsi, et la rémission peut ne pas apparaître ou être de trop courte durée, et l'état fébrile reprend le dessus, et la situation s'aggrave.

Deuxième période, période ataxo-adynamique. — La deuxième période, dite ataxo-adynamique, se développe alors. L'insomnie, qui a persisté généralement jusqu'à ce moment, tend à disparaître et est remplacée par la somnolence ou le coma vigil. Le délire est plus accentué. Le malade est absorbé en lui-même. — Inconscient du monde extérieur, il a des hallucinations, des conceptions bizarres.

Il marmotte des mots sans suite et il a des mouvements convulsifs fréquents des muscles de la face. Il ne répond aux questions que lorsqu'il est interpellé vivement; ses réponses, assez justes ordinairement, sont incomplètes, et il retombe aussitôt dans sa préoccupation somnolente ou dans un état semi-comateux. — La céphalalgie a disparu le plus ordinairement, mais il y a quelquefois de la rigidité et de la douleur à la région cervicale et même de l'opisthotonos. Les yeux sont chassieux et parfois fortement injectés. — Le facies exprime la stupeur, et les organes des sens sont émoussés. La surdité est, en général, très-prononcée ; le regard est terne, vague ou fixe, et les paupières ne couvrent pas complétement les yeux, souvent convulsés et un peu excavés. La voix fortement voilée est souvent aphone, et la parole est hésitante, tremblée ou nulle. La sensibilité cutanée, souvent exaltée dans la première période, est diminuée actuellement, et les mouvements volontaires sont rares. Le malade reste couché en supination. Le tremblement des membres, et principalement des mains, continue et il s'y joint des soubresauts des tendons et de la carphologie. L'haleine, naguère fétide, devient repoussante. La langue est brune ou noire, muqueuse, sèche et devient rôtie. Les dents et les lèvres sont fuligineuses et les narines pulvérulentes. L'abdomen est généralement plus développé et il se ballonne assez souvent. La soif est toujours grande, la déglutition difficile, l'appétit nul, et les excrétions urinaire et alvine se font souvent sans la participation de la volonté. L'odeur répandue autour du malade est parfois, comme son haleine, repoussante, d'une fétidité particulière, *sui generis*. La peau est chaude et sèche, cependant quelquefois elle est moite ou couverte de sueur. Le pouls est plus petit, plus faible et augmente de fréquence et arrive à 120, 130 et 140 pulsations. Si la poitrine et le larynx ont été affectés dans la première période, les accidents thoraciques peuvent se développer davantage, et amener des complications graves. Sous l'influence de la continuité de l'état pyrétique et des pertes éprouvées par l'organisme, l'amaigrissement se fait dans tous les tissus et surtout à la face. Si l'éruption des pétéchies a manqué dans la période précédente, elle apparaît dans celle-ci et ne tarde pas à être suivie de celle des sudamina. C'est dans le cours de cette période que se manifestent certains accidents, accès éclamptiques, syncopes, etc., qui amènent parfois une mort brusque et inattendue. Mais, le plus ordinairement, lorsque la terminaison doit être mauvaise, l'état pyrétique et le délire continuent, le coma s'établit définitivement, et la mort survient plus ou moins rapidement. D'autres fois il apparaît un état algide, ou les accidents pectoraux prennent le dessus, la respiration s'embarrasse, et la mort a lieu par asphyxie produite par l'écume bronchique. — Lorsque la maladie doit se terminer favorablement, les phénomènes pyrétiques diminuent, et un des premiers symptômes et des plus frappants est la chute rapide du pouls qui, de 120, 130, tombe à 90, 80. Alors a lieu la troisième période.

Troisième période ou de rémission. — Cette période peut encore être troublée par la réapparition de quelques phénomènes, délire, agitation nocturne, etc., troubles abdominaux ou thoraciques, mais le plus souvent elle marche franchement vers la guérison, en augmentant chaque jour l'état d'amélioration. — Le malade semble sortir d'un profond sommeil. Son regard est intelligent, il exprime l'étonnement et assez souvent la satisfaction, et les yeux ont un éclat tout particulier. Le délire disparaît ; quelquefois cependant il reste un peu de divagation. Le sommeil est réparateur et naturel. Les organes des sens reconquièrent leurs fonctions. La parole, encore lente et un peu gênée, reprend de la fermeté. La fétidité de l'haleine se dissipe. La peau n'est plus aussi chaude, elle est quelquefois même au-dessous de la température normale ; elle est assez souvent rugueuse et couverte de furfur. Le pouls baisse encore et tombe à 60, 55, 50, 45. La langue s'humecte, se débarrasse de ses enduits. L'appétit se prononce et devient exigeant. La soif diminue. Si la diarrhée a existé, il survient de la constipation, et les fonctions alvines se régularisent bientôt. L'abdomen reprend son volume normal ou bien il est rétracté. Les digestions se font bien, et le malade est en pleine convalescence. Seule, la faiblesse générale persiste assez longtemps encore.

Nous avons donné la description de la maladie avec toutes ses phases, avec toute sa gravité. Mais, d'après ce que nous avons dit ailleurs, on sait qu'il y a des cas où l'influence typhique ne se révèle que par des phénomènes fugaces, et constitue de la sorte la typhisation à petite dose, le *typhus levissimus*. Par contre, il existe une autre série de faits redoutables, décrits sous le nom de *typhus siderans*, plus communs dans certaines épidémies (Torgau, Mayence, Saragosse), plus rares dans d'autres, où la terminaison fatale survient avec une fréquence et une rapidité extrêmes, et qu'expliquent ordinairement des conditions fâcheuses, spéciales, inhérentes à la localité, et sur lesquelles nous n'avons pas à insister actuellement.

Nous ne pouvons pas terminer ce chapitre sans revenir d'une manière plus étendue sur quelques-uns des symptômes que nous avons mentionnés et qui sont plus dignes d'attention.

Exanthèmes. — Les descriptions qui suivent ont été faites sur nature, soit par MM. les médecins aides-majors attachés à notre service, soit par nous-même. Nous copions textuellement notre registre d'observations :

Durand entre à l'hôpital au septième jour de l'affection, et l'on constate, ce jour même, des taches rosées lenticulaires, tout à fait semblables à celles de la fièvre typhoïde, sur l'abdomen, la poitrine et la partie supérieure des cuisses. Elles sont discrètes. Il existe en outre des taches d'un rouge plus foncé, d'un diamètre plus considérable que celui des taches rosées et qui ne s'effacent pas sous la pression du doigt. Le lendemain (8e jour), éruption confluente de taches rosées sur tout le corps, excepté sur la face; l'autre éruption n'est point modifiée. Les jours suivants on note que les taches rosées se sont divisées en deux espèces: — les unes rosées véritables sont rares, les autres, d'une teinte un peu plus foncée, ne s'effacent pas sous la pression du doigt, et ne peuvent plus être distinguées des taches de la deuxième éruption. Elles ont un diamètre variable, sont irrégulières. Quelques-unes sont circulaires, et d'autres ont l'aspect d'un pointillé. Aussi les diamètres varient-ils de l'étendue d'un point à celle d'un demi-millimètre jusqu'à 3 et 4 millimètres. Ces taches deviennent ensuite moins rouges, jaunâtres et disparaissent complétement le quinzième jour, tandis que des taches rosées persistent encore le dix-neuvième jour.

Lebailly entre à l'hôpital au cinquième jour de la maladie, et l'on constate des taches rosées discrètes. Trois jours plus tard on remarque deux éruptions sur l'abdomen et la poitrine, l'une de taches rosées, l'autre de taches rouges, ayant à peu près le même diamètre, les unes et les autres. — Les premières s'effacent sous la pression du doigt, les autres ne s'effacent pas. Ces dernières sont d'abord plus rares que les premières, mais elles augmentent de quantité, tandis que les taches rosées deviennent moins nombreuses. Les taches rouges pâlissent ensuite et prennent une teinte jaunâtre ou plutôt d'un brun pâle et s'effacent du dix-neuvième au vingt-deuxième jour. Il n'existait plus de taches rosées depuis quelques jours; des sudamina s'étaient manifestés le treizième jour.

Maucenet entre à l'hôpital au cinquième jour de la maladie et on constate ce même jour l'existence de taches rosées, lenticulaires, discrètes. Le lendemain (6e jour) la peau est couverte d'une éruption générale de taches, dont quelques-unes sont rosées, lenticulaires, bien dessinées, mais dont la plus grande partie forment un exanthème rubéoliforme, constitué par la réunion d'une certaine quantité de taches, qui, par leur agglomération, forment une petite plaque irrégulière de 5 à 7 millimètres de diamètre. En examinant attentivement ces plaques, on voit qu'elles sont formées par un pointillé rouge offrant des interstices où la peau a sa couleur normale.

Becquerelle entre à l'hôpital au cinquième jour de la maladie, et il présente des taches, les unes rosées, circulaires, de 1 à 1,5 millimètre de diamètre, plus apparentes sur le thorax et l'abdomen à droite qu'à gauche de la ligne médiane. Le lendemain (6e jour), il existe une éruption rosée confluente, qui a l'aspect morbilliforme, qui est générale, sauf sur la face. Le septième jour on distingue dans l'éruption deux espèces différentes par le diamètre, et s'effaçant toutes deux sous la pression du doigt. L'une est constituée par des macules circulaires, rosées, de 1 à 1,5 millimètre de diamètre, et l'autre par des macules plus petites et n'ayant qu'un demi-millimètre de diamètre. On note, en ontre, des pétéchies discrètes sur l'abdomen et le haut des cuisses, pétéchies constituées par des taches plus foncées que les précédentes, d'un rouge brunâtre, d'un diamètre de 2 à 2,5 millimètres, et ne s'effaçant pas sous la pression du doigt. Le dixième jour les pétéchies sont encore discrètes, mais la confluence des taches rosées est plus grande à la face postérieure du corps qu'à la face antérieure. Le treizième, jour l'éruption rosée a presque complétement disparu, et les pétéchies, qui étaient violacées, pâlissent et deviennent jaunâtres. Le quatorzième jour, apparition de sudamina et, le dix-septième jour, les taches rosées et les pétéchies ont cessé d'exister, et il y a de la desquamation.

Salaun entre à l'hôpital au huitième jour de la maladie, et on note des taches rosées confluentes sur l'abdomen, dont quelques-unes ne s'effacent pas sous la pression du doigt. Le neuvième jour on remarque des taches rosées et des taches mûricolores sur l'abdomen et le haut des cuisses. Le onzième jour, l'éruption se compose de petites taches rosées qui disparaissent sous la pression du doigt, et d'autres plus larges, moins nombreuses, plus irrégulières, de couleur violacée, comme sillonnées dans leur plus grand diamètre par une éraillure, et qui ne disparaissent pas par la pression. Les premières sont surtout marquées au bas du thorax et à droite, les deuxièmes plutôt au bas de l'abdomen, aux plis des aines et à la partie supérieure des cuisses. Le douzième jour, éruption plus violacée et plus complète à droite qu'à gauche, et il reste encore des taches qui disparaissent en partie sous la pression du doigt. Le treizième jour, les taches rosées ont disparu, et l'éruption est un peu plus foncée en couleur. Le quinzième jour, l'éruption est d'un bleu pâle et semble comme recouverte d'une toile transparente. Le dix-septième jour, les taches ont une teinte sombre particulière qui les fait paraître comme situées dans un plan plus profond qu'à l'ordinaire. Le vingt-cinquième jour, il n'existe plus d'éruption.

Lachérie entre au huitième jour de la maladie, et on constate sur la poitrine et l'abdomen des taches parfois confluentes, mais sans former de plaques; les unes rosées s'effacent sous la pression du doigt, les autres plus grandes, d'un millimètre de diamètre, sont d'un rouge plus foncé et ne s'effacent pas. Trois jours plus tard, l'éruption double persiste. — Elle se manifeste généralement par de petites taches, ayant à peu près un millimètre de diamètre, de même couleur les unes que les autres, mais ne réagissant pas de même sous la pression du doigt. En effet, les unes s'effacent, tandis que les autres ne s'effacent pas sous cette pression. Cependant il existe aussi quelques taches plus grandes que les précédentes et ayant de 2 à 3 millimètres de diamètre, un peu brunâtres, et qui ne laissent aucun doute sur leur nature pétéchiale. On signale des sudamina le dix-neuvième jour.

Danton entre à l'hôpital au troisième jour de la maladie, et on constate des taches rosées discrètes sur l'abdomen. Le sixième jour on remarque une éruption confluente sur la poitrine et l'abdomen, éruption constituée : 1° par des taches rosées lenticulaires; 2° par des taches plus grandes, d'une couleur plus foncée ne disparaissant pas par la pression. Il y a en outre des taches bleues ou ombrées. Des sudamina sont signalés le dix-neuvième jour.

Raffiany entre à l'hôpital au sixième jour de la maladie, et on signale l'existence de taches rosées lenticulaires et de quelques pétéchies disséminées sur l'abdomen et la poitrine. Le septième jour, les taches rosées sont confluentes sur la poitrine et sur l'abdomen. Le onzième jour, les taches rosées ont disparu complétement, et il n'existe plus que des pétéchies. Ce même jour (11e), on constate l'apparition d'un ictère, et on note l'intensité plus grande de la couleur des pétéchies qui sont plus foncées. La mort a lieu le quinzième jour. Dans ce cas on n'a pas remarqué pendant la vie des suffusions sanguines sous les muqueuses ou sous la peau, de véritables ecchymoses plus ou moins étendues, mais ces accidents ont été assez fréquents. Nous en avons vu, en particulier, chez M. le docteur Joubin, qui a été enlevé rapidement par le typhus.

Racte entre à l'hôpital le neuvième jour de la maladie. Il présente quelques taches rosées disséminées sur le thorax. Pendant deux jours, l'éruption reste discrète et ne change pas de nature; mais, le troisième jour (11e jour), on note, outre les taches rosées, une éruption générale confluente de pétéchies, violacées, plus larges que les taches rosées. Le quatrième jour, l'éruption pétéchiale semble augmentée encore par une nouvelle poussée de taches violacées, qui deviennent livides peu avant la mort qui a lieu le seizième jour de la maladie répondant au huitième jour du traitement.

Ces extraits suffisent. Il est inutile d'y joindre d'autres, pour démontrer que notre attention a été portée sur les phénomènes qui se passent du côté de la peau. Depuis longtemps, nous connaissons les divergences des auteurs au sujet des éruptions qui accompagnent le typhus. Aussi avons-nous fait nos descriptions *de visu*, afin de nous rapprocher le plus possible de la vérité.

L'éruption qui a été observée le plus souvent est tout à fait celle dite des taches rosées, comme on les voit dans la fièvre typhoïde, formée le plus ordinairement par des macules, quelquefois par des papules rosées. Ces taches paraissaient d'abord sur l'abdomen, la poitrine et s'étendaient le lendemain ou le surlendemain au tronc et aux membres, devenaient confluentes et pouvaient très-bien être considérées comme une éruption rubéoliforme générale.

Assez souvent, quoique cette éruption parût uniforme à la vue, la pression du doigt sur les taches y révélait des différences de nature; car les unes s'effaçaient, tandis que les autres ne s'effaçaient pas sous cette action du doigt. Ces dernières devenaient ensuite brunes, violacées, et formaient de véritables pétéchies. Quelquefois, les taches rosées présentaient de prime abord deux aspects différents. Les unes étaient rosées, circulaires, d'un demi-millimètre de diamètre, et s'effaçaient sous la pression du doigt; les autres rosées aussi et circulaires avaient un diamètre d'un et demi à 2 millimètres, et s'effaçaient difficilement sous la pression. Ces dernières paraissaient quelquefois comme situés dans un plan du derme plus profond que les premières. C'était, en réalité, des pétéchies qui devenaient plus apparentes quelques jours plus tard et ne laissaient plus alors de doute sur leur véritable nature. — Nous avons remarqué d'autres particularités. Chez quelques malades, à côté des taches rosées, on en apercevait d'autres plus grandes, d'un diamètre variant d'un demi à 2 centimètres, plus pâles que les premières, et qui avaient véritablement le cachet rubéolique. Chez d'autres, c'était plutôt un état érythémateux. Enfin, quelquefois, à côté des taches rosées, il existait un pointillé rouge, avec des interstices où la peau avait conservé sa couleur normale. Le pointillé se condensait et constituait de petites plaques rubéoliformes de 5 à 7 millimètres de diamètre, séparées par des îlots de peau de couleur naturelle. — Ailleurs c'étaient des taches rosées qui, en se réunissant, prenaient l'aspect rubéoliforme ou érythémateux.

En résumé, pour cette première éruption, elle se présente sous la forme de taches rosées, discrètes rarement, le plus souvent confluentes, gardant tantôt les caractères des taches rosées, se divisant tantôt en deux groupes, dont l'un formait ensuite des pétéchies. Par leur réunion et par la concentration d'un pointillé, ces taches rosées constituent les taches dites morbilliformes.

Outre ces taches rosées, on voit souvent, dès les premiers jours et d'autres fois plus tard seulement, d'autres taches un peu plus grandes qu'elles, plus irrigulières aussi, et d'une couleur plus sombre, d'un rouge vineux ou violacé. Elles ne s'effacent pas sous la pression du doigt. Ce sont là de véritables ecchymoses. C'est ce que nous appelons, avec beaucoup d'autres, les pétéchies (1). Elles subissent les mêmes transformations que les ecchymoses. Elles pâlissent, deviennent brunâtres, jaunâtres et s'effacent ensuite. — Nous avons dit plus haut qu'une partie de l'éruption rosée se transforme quelquefois en pétéchies. Il est évident qu'elle subit alors les mêmes modifications que celles-ci, tandis que les taches rosées véritables ne les subissent jamais. Devons-nous ajouter que, dans un cas, il y a simple stase sanguine, tandis que, dans l'autre, il y a effusion des globules et du plasma hors des capillaires.

Outre ces deux éruptions, nous avons remarqué quelquefois des taches bleues ou ombrées sur l'abdomen, la poitrine, les cuisses.

Enfin, dans la plupart des cas, nous avons vu, vers la fin du deuxième septénaire ou dans le cours du troisième, apparaître des sudamina. D'après nos souvenirs et nos observations écrites, nous nous croyons autorisé à affirmer que

(1) On distinguera facilement les piqûres de puces des pétéchies par l'existence du point central un peu plus foncé qui répond à la piqûre.

cette dernière éruption se manifeste dans la majorité des cas, sinon dans la totalité.

Au dire de quelques auteurs, il peut y avoir des irrégularités dans l'apparition des éruptions, qui pourraient même manquer complétement dans le cours de certaines épidémies. Pour ce qui nous concerne, nous pouvons hautement affirmer que nous avons constaté l'existence des éruptions aussi bien chez les typhiques de Constantinople que chez ceux d'Alger.

Facies. — Nous avons indiqué le facies rouge, hyperhémié, quelquefois vultueux, si remarquable dans le typhus, le gonflement des paupières, l'injection des conjonctives et ce regard brillant qui frappe l'observateur. Cet aspect du facies si caractéristique n'existe pas toujours au début, et dans maints cas nous avons vu le facies pâle, abattu, inquiet, prostré, le regard terne. La turgescence et l'injection ne se manifestaient que plus tard.

Accidents nerveux. — C'est ordinairement par la céphalalgie que commence la série de ces symptômes. Quelquefois, cependant, c'est un étourdissement que le malade ressent d'abord, et la céphalalgie ne s'établit que le lendemain ou le troisième jour. La céphalalgie peut être générale, mais plus souvent elle est locale et n'existe que dans la région sus-orbitaire, dans les tempes ou à l'occiput. A la douleur profonde et cérébrale se joint parfois une douleur plus superficielle, dépendante de l'hyperhémie ou de l'hypéresthésie des tissus du péricrâne. Il y a quelquefois aussi de la rachialgie, et alors il n'est pas rare de voir plus tard de la roideur cervicale et un certain degré d'opisthotonos. — La céphalalgie est le plus ordinairement gravative, d'autres fois le malade accuse des battements dans la tête. Elle est accompagnée le plus souvent d'étourdissements, de bourdonnements d'oreilles, de vertiges, d'insomnie, de rêves et de cauchemars. Elle est parfois très-intense et continue, d'autres fois, faible le jour, elle s'exaspère vers le soir et provoque des gémissements, des plaintes, des cris. Elle persiste pendant les premiers jours et cesse ordinairement vers le dixième, le onzième ou le douzième jour. Cependant chez quelques malades elle existe encore après que le délire a cessé et se prolonge jusqu'aux quinzième, seizième et dix-huitième jours. Quelquefois elle alterne pour ainsi dire avec d'autres douleurs. Ainsi chez Becquerelle, dont nous avons rapporté l'observation, il y a eu le premier jour de la céphalalgie, des douleurs dans les lombes et dans les membres inférieurs; le lendemain, douleur dans la gorge, dans les lombes et dans les membres, et le troisième jour la céphalalgie reparut très-intense avec douleurs dans la nuque et dans l'abdomen, et enfin, le quatrième jour, douleurs très-vives dans toutes l'étendue de la colonne vertébrale et opisthotonos.

En même temps que la céphalalgie, il y a ordinairement de la dureté de l'ouïe plus ou moins prononcée, de la faiblesse de la vision accompagnée de photophobie, de la faiblesse générale, de la courbature, de la douleur dans les membres, et quelquefois de l'hypéresthésie cutanée plus manifeste dans la période d'augment et d'état, de l'anorexie et de la soif. A cet ordre de symptômes se rattachent le tremblement des lèvres, de la langue, des membres, l'irrégularité et l'incoordination des mouvements, les soubresauts des tendons, la carphologie, le hoquet que nous avons vu chez quelques malades dès les premiers jours, ainsi que les grincements de dents, les douleurs thoraciques, les anxiétés précordiales, les spasmes de la poitrine, les douleurs provoquées par les mouvements et souvent par la pression, par la palpation ; les convulsions partielles ou générales qui se manifestent rarement au début, plus souvent vers la fin de la maladie, lorsque l'issue doit être mauvaise ; les paralysies des paupières qui recouvrent incomplétement les globes oculaires, celles des sphincters de la vessie et du rectum, du voile du palais dont nous avons eu un exemple chez Becquerelle ; le refroidissement des extrémités, de la face, et les eschares au sacrum ou ailleurs, provoquées par l'altération qui siége dans les nerfs trophiques, rentrent aussi dans cet ordre de phénomènes.

Troubles de l'intelligence. Idéation. Parole. — Souvent, pendant les premiers jours, l'intelligence du malade paraît à l'abri de toute modification. Elle l'est en effet quelquefois, mais rarement, les troubles intellectuels ne se manifestant que vers le soir, par de l'agitation et plus souvent par de l'insomnie accompagnée de rêves et de cauchemars. Le subdélire peut exister parfois dès les premières nuits, et persister encore dans la matinée, mais ordinairement il se dissipe avec les ombres de la nuit. Ces premières modifications de l'état psychique sont assez souvent silencieuses, et, si l'on ne se livre pas à un examen sérieux du malade, elles peuvent échapper complétement. L'entourage du malade et surtout des infirmiers intelligents et expérimentés seront alors d'un grand secours, car l'interrogation du malade et sa conversation peuvent ne dénoter aucun changement, ni dans le timbre de la voix, ni dans la netteté de l'intelligence ! Mais bientôt et dans la plupart des cas, le subdélire est remplacé par du délire, ordinairement calme, et qui existe aussi bien le jour que la nuit. Le malade en a souvent conscience dans les premiers jours. Il parle alors de ses rêves et des choses extraordinaires qu'il a vues. Il raconte qu'il a entendu des voix qui l'appelaient. Il lui a semblé qu'il avait quitté son lit. — Il existe alors un mélange d'hallucinations et d'actes maniaques, et le typhique se lève quelquefois effectivement au milieu de la nuit, et va se coucher dans un lit voisin. Quelquefois il est absorbé en lui-même, et, alors, outre les hallucinations, il a des conceptions bizarres, étranges, il poursuit la réalisation de projets chimériques (1). Parfois le délire est bruyant et accompagné de cris, de chants, d'une loquacité extraordinaire, mais plus souvent de plaintes et de gémissements, soit qu'il y ait perception de douleurs réelles, soit que l'état psychique éprouve une simple modification sous l'influence des hallucinations. L'idéation est lente et paresseuse, mais cependant assez nette au début; ce n'est que plus tard qu'elle est altérée et en partie viciée. L'expression physique de l'idéation, la parole, est ordinairement encore facile au début, d'autres fois elle est lente, un peu difficile, d'autres fois enfin elle est brève et saccadée ou rauque, enrouée, accompagnée de douleur pharyngée ou laryngée. Bientôt, soit à cause de la surdité, soit à cause de l'obtusion intellectuelle, l'idéation est gênée, incomplète, et la parole devient tremblante, hésitante, bégayée, et, lorsque le délire est complet, le malade rêve, prononçant de temps en temps quelques mots isolés, émettant souvent des sons inarticulés,

(1) Mon ami le docteur Masse, dit Félix Jacquot (V. *Typhus de l'armée d'Orient*, p. 190), que j'ai soigné du typhus, avec M. Pastureau, et qui a échappé à la mort, s'est occupé, pendant quatre jours de délire calme, à réformer l'assistance publique dans la ville de Vienne, en Autriche; deux jours il a été dans des transes mortelles, ne connaissant pas le premier mot des institutions de cette ville; puis, ayant rencontré deux étudiants allemands de 20e année qui l'ont initié, il a travaillé nuit et jour avec eux à la réforme.

alternés avec des cris, des chants, ou bien encore il y a un marmottement continuel, ou de l'aphonie ou de la mussitation. Cependant quelquefois, malgré la surdité et le délire, la parole est vive, sonore. — Même lorsque le délire est très-prononcé et que le malade est plongé dans la stupeur et dans un état semi-comateux, on peut encore, en l'interpellant vivement, obtenir des réponses quelquefois incomplètes, mais assez justes cependant, pour prouver que l'idéation est encore dans une certaine intégrité. Dans le coma complet, il y a souvent des gémissements, mais l'intelligence et la parole sont nulles. Lorsque les périodes d'excitation et de torpeur sont passées, et que le malade, paraissant sortir d'un profond sommeil, tend à récupérer son activité fonctionnelle intellectuelle, il manifeste parfois des impatiences ; il a des désirs impérieux, tandis que, d'autres fois, son caractère s'amollit, et la volition paraît abolie pendant quelque temps. — La parole peut rester encore longtemps hésitanteet tremblée, alors que l'intelligence a reconquis toute sa vigueur et son énergie.

État de la langue et de l'abdomen. — La langue, sauf quelques cas où elle était rosée, était modifiée dès les premiers jours. Congestionnée, large, étalée, peut-être un peu plus volumineuse, elle était couverte dans son centre par du mucus blanc, grisâtre, quelquefois jaunâtre, tandis qu'elle était d'un rouge vif sur les bords et à la pointe. L'enduit muqueux, blanc au début, devenait assez souvent jaunâtre, et l'augmentation de volume de l'organe dessinait l'empreinte des dents sur ses bords. Nous avons mentionné les mouvements fibrillaires, le tremblotement de la langue. Nous n'y reviendrons pas. Elle obéit ordinairement à la volonté, mais quelquefois ses mouvements sont incoordonnés, irréguliers, et, au lieu d'apparaître entre les arcades dentaires et hors de la cavité buccale, comme vous vous y attendez, elle est attirée vers le pharynx, quoique le malade paraisse faire effort pour vous obéir. — Les enduits de la langue se modifient avec le cours de la maladie. Ils deviennent bruns, noirs, ils s'épaississent en se fendillant; d'autres fois ils sont secs, et la langue ratatinée, petite, est comme racornie ou cuite.

L'abdomen, quoi qu'on en ait dit, est le plus ordinairement modifié. Il est quelquefois mou et indolore à la pression et à la palpation, mais il est plus souvent développé, dur, résistant, douloureux à la pression et à la palpation dans toutes ses régions ou seulement dans une région limitée, principalement dans une des fosses iliaques.

Le gargouillement, quoique rare, a existé dans quelques cas, tantôt à droite, tantôt à gauche, quelquefois dans les deux fosses iliaques. Chez un grand nombre de malades le ventre se ballonne, et sa sensibilité à la pression s'exalte ou demeure dans son état primitif. Nous sommes, comme on le voit, loin du ventre excavé observé par M. le docteur Maurin d'une manière générale; mais nous reconnaissons cependant que cet état de l'abdomen peut exister exceptionnellement.

D'autres fois, l'abdomen, douloureux et un peu développé au début, devient moins sensible, tandis qu'il augmente de volume et se ballonne. — Il y a quelquefois au début de la constipation, d'autres fois de la diarrhée. D'après nos souvenirs de Constantinople et d'après des notions de physiologie pathologique admissibles, nous pensions que la diarrhée du début coïncidant avec l'élimination d'une certaine quantité de l'agent toxique devait être suivie d'une marche plus bénigne de l'affection. Les faits actuels n'ont pas complétement justifié cette opinion, et la constipation du début n'a pas été suivie de plus de gravité que la diarrhée. — Nous avons remarqué assez souvent, dans le cours de la maladie, des coliques qui paraissaient augmentées par la constipation.

Circulation et respiration. — Le pouls est, en général, modérément développé, fréquent, régulier au début. Sa fréquence augmente les jours suivants, mais son ampleur diminue, sans que la régularité cesse le plus ordinairement.

L'irrégularité de pouls est très-rare, à moins que la gravité ne soit grande. Résistant au début et dans la première période, il devient dépressible rapidement, diminue d'ampleur et de force, quelquefois à un point tel, qu'il devient filiforme et presque insensible. Lorsque la rémission a lieu et que la solution de la maladie doit être favorable, le pouls devient mou, perd sa fréquence, tombe souvent du soir au matin de 120 ou 130 à 90, 80 et descend parfois jusqu'à 50, 45. — Les épistaxis ont été rares. Cependant nous en avons vu chez quelques malades, et, chez l'un d'eux, cette hémorrhagie s'est renouvelée à trois reprises. Dans quelques cas la toux a précédé de quelques jours le début de l'affection ; dans d'autres, contemporaine du début, elle était accompagnée d'une sensation de fatigue ou d'oppression et d'anxiété, quelquefois d'étouffements. La respiration, ordinairement peu accélérée, devenait quelquefois fréquente, bruyante, sans que l'auscultation et la percussion rendissent compte de ce changement. Mais assez souvent il y avait des sibilations soit dans un côté, soit dans les deux côtés, ou des râles crépitants ou sous-crépitants à la base des poumons en arrière, d'autres fois au centre des lobes. Ces phénomènes étaient accompagnés d'une expectoration spumeuse, muco-salivaire, muqueuse ou gommeuse. Quelquefois les crachats muqueux étaient striés de sang ou sanglants. Lorsque le catarrhe bronchique passait à l'état de bronchite capillaire, l'expectoration spumeuse devenait très-abondante. Dans les autres cas cette sécrétion n'était point exagérée. Nous avons noté chez quelques malades, au début, une haleine fétide. Ce caractère se prononçait davantage les jours suivants, et quelquefois il a pris un cachet nauséabond, repoussant, qui formait autour du malade une atmosphère de même nature. Ce n'est qu'exceptionnellement que cette particularité a été remarquée.

Marche. Durée. Terminaison. — La marche du typhus est continue et généralement rapide, de sorte qu'il arrive assez vite à son acmé. Il y a cependant des cas où l'affection fugace disparaît, laissant des doutes sur sa nature, et d'autres où sa marche est lente et procède à la manière de la fièvre typhoïde. Lorsque la marche est rapide, elle peut être sidérante, et l'affection se termine par la mort en vingt-quatre ou quarante-huit heures. Nous ne croyons pas qu'il y ait eu de ces cas dans l'épidémie actuelle. Nous avons vu cependant survenir la mort le sixième jour, depuis le début, chez M. le capitaine Guenet. — Quoique les symptômes aient une marche grave, il se manifeste ordinairement une rémission vers le dixième, le onzième, le douzième ou le quatorzième jour. Mais les accidents graves peuvent reparaître après la rémission et aboutir à une terminaison funeste. D'autres fois, malgré l'aggravation momentanée, la marche de la maladie devient plus bénigne, et la guérison a lieu. Nul n'ignore que la marche du typhus est pleine d'imprévu et qu'elle déjoue toutes les prévisions. Des décès inattendus déconcertent le praticien, qui, d'autres fois, assiste heureusement à de véritables résurrections.

La durée moyenne de la maladie peut être évaluée d'après Félix Jacques à dix ou onze jours. Ce chiffre nous paraît au-dessous de la réalité et doit, suivant nous, être porté à quinze jours.

Dans l'épidémie actuelle la terminaison a été le plus souvent favorable. On peut même affirmer que la terminaison par guérison a été la règle, à l'hôpital du Dey, où, sur 72 cas bien constatés, il n'y a eu que 14 décès ou 19 p. 100 environ. C'est aussi à peu près la proportion obtenue à l'hôpital civil d'Alger. Dans son compte rendu à la Société de médecine, M. le docteur Ferrus, médecin en chef de l'hôpital de Mustapha, s'exprime ainsi : « Les maladies de l'année 1868 ne diffèrent que par le nombre de celles qui se « constatent tous les ans. Une affection peu grave, bien « qu'elle ait alarmé toute la population, toujours disposée « à l'exagération, a régné pendant les premiers mois de l'année, c'est le typhus importé par le contact des indigènes « couverts de haillons, imprégnés de substances animales « putréfiées et livrés à une alimentation insuffisante et de « mauvaise nature. Toutes les contrées ont été atteintes ; le « nombre des victimes a varié suivant l'intensité des causes et suivant le contact plus ou moins prolongé des personnes appelées à les soigner. A l'hospice d'Alger nous « avons eu à déplorer la perte de plusieurs sœurs, et cependant le nombre des morts n'a atteint que le cinquième ; « il est peu de maladies graves qui n'atteignent au moins « ce chiffre. Le nombre des malades frappés par l'épidémie a

« été de 311, 48 morts, 263 guéris. — La disparition de l'é-
« pidémie a été promptement obtenue par les mesures hy-
« giéniques prises par l'administration, éclairée par les con-
« seils du corps médical. » (V. *Bulletin de la Société de médecine d'Alger*, 1868, 2e semestre, t. VIII.)

Dans quelques stastistiques faites à Constantinople, on a donné pour chiffre de la mortalité, celui du 50 p. 100 ! On voit que nous n'avons pas eu à enregistrer un chiffre aussi effrayant. Cette bénignité relative de l'épidémie actuelle a induit quelques-uns en erreur, et leur a fait admettre que les cas de typhus ont été plus rares qu'ils ne l'ont été réellement, car pour nous il est démontré qu'il y a eu un peu plus de typhiques que ne l'indique le tableau que nous avons donné plus haut. Toutefois, les chiffres que nous donnons sont officiellement constatés et nous ne pouvons nous servir que de ceux-là.

La terminaison par guérison a lieu, en général, après une convalescence assez longue. Mais celle-ci, souvent franche et complète, est dans d'autres circonstances, qu'il est impossible de prévoir, brusquement interrompue par un accident, un œdème de la glotte, une otite purulente, des accès de fièvre, de la diarrhée, de la dysenterie, etc. On a vu des morts subites, au moment où l'on croyait la guérison presque assurée. Il faut donc surveiller la convalescence. Qu'on se rappelle que les hyperhémies peuvent être suivies d'inflammation, que le liquide céphalo-rachidien, plus abondant qu'à l'ordinaire, peut amener des accidents (syncopes, spasmes, éclampsie), que le sang et le système nerveux ont été profondément modifiés dans leur fonctionnalité et peut-être même l'un et l'autre dans leur constitution physique (1), et on comprendra que la convalescence exigera encore bien des soins et toute l'attention du médecin. Les toniques sous toutes les formes, les ferrugineux, etc., le changement d'air seront d'un puissant secours. Malgré la guérison, il pourra persister, pendant de longues années, une impresionnabilité, une émotivité qui témoigne de l'atteinte profonde subie par le système nerveux.

Nature. — Nous l'avons déjà dit, le typhus est une affection toxémique dont il a été impossible jusqu'aujourd'hui d'isoler l'agent producteur, désigné sous les noms de miasme, de ferment, de zymase, etc. Cet agent se développe dans certaines conditions particulières d'encombrement, de viciation de l'air, de mauvaises conditions hygiéniques et morales, et particulièrement lorsqu'on réunit, dans des locaux insufisants et mal aérés, des organismes humains souffrants et affaiblis par des affections graves (dysenterie, diarrhée, etc.). Quelle que soit sa nature intime, cet agent est reproductible par l'organisme et transmissible, et il attaque aussi bien des hommes jouissant de l'intégrité de leurs forces réactionnelles que des malades. — La diffusion du miasme, hors de ses foyers d'origine, a lieu suivant des lois encore inconnues, mais les faits constatés scientifiquement forcent d'admettre l'intervention de certaines conditions de *réceptivité* ou d'*opportunité* morbide encore mal déterminées (2). La transmission du contagium par le linge et les

(1) Nous sommes certain de la modification physique du sang. Il n'en est pas de même pour le système nerveux.

(2) Il n'en est point du typhus comme de certaines autres maladies zymotiques (rougeole, scarlatine, variole). Il n'attaque point indistinctement toutes les constitutions. A Constantinople, la population civile est restée à peu près complétement indemne. Et cependant, dans certains quartiers de cette ville, à Galata entre autres, la misère était grande. Il en a été à peu près de même à Alger, où le typhus n'a atteint, sauf de rares exceptions, que ceux qui étaient en

effets des malades paraît bien établie. — Elle l'est aussi pour leurs déjections et leurs excrétions, et surtout pour l'air qu'ils expirent. Ils servent de véhicules au principe toxique. Celui-ci ne produit pas nécessairement tous ses effets, soit qu'il ait agi à dose trop faible, soit qu'il n'ait point trouvé d'organisme en état de réceptivité. — Il est endémique dans quelques localités (Irlande, etc.). Il est contagieux ou plutôt infectieux ; il devient épidémique, et il étend son influence sur de vastes étendues qui ont été soumises, au préalable, aux mêmes conditions désastreuses. — Ainsi, pendant que nous observions le typhus à Alger, il sévissait également en Tunisie, où il était décrit par M. le docteur Tagiuri qui, dans un Mémoire adressé à la Société de médecine d'Alger, disait : « La cause principale de l'épidémie a été la famine. A cette cause il faut ajouter les exhalaisons putrides de plus de vingt mille cadavres d'Arabes morts à Tunis et mal enterrés, etc. Il faut aussi y ajouter la contagion, dont nous eûmes des preuves bien évidentes, car il n'a pas été rare de voir, dans une maison où il y avait eu un typhique, apparaître quatre et cinq et jusqu'à dix autres cas, et toujours en raison directe des rapports qui avaient existé entre le malade et les gens contaminés par lui. » (Compte rendu du service des typhiques de l'hôpital de la Goulette à Tunis, par le docteur Tagiuri.)

rapport immédiat avec les malades intoxiqués par le miasme. En d'autres termes, le miasme typhique est transmissible par diffusion, mais sa diffusibilité est faible. Il exerce une espèce d'élection, en choisissant ses victimes parmi les gens que les privations, la misère, la malpropreté, etc., rendent moins réfractaires à son action, et plus habituellement encore parmi ceux qui, par leur contact journalier et quasi permanent avec les malades, sont plus exposés à subir son influence, et paraissent alors frappés directement par le contâge, tandis qu'ils sont intoxiqués par l'intermédiaire de l'air ambiant, qui sert de véhicule aux produits morbides qui se dégagent des organismes déjà atteints.

Formes. — Suivant des influences multiples, idiosyncrasie, infection, plus ou moins longue, etc., les formes ont varié au début, de manière à simuler parfois une fièvre typhoïde muqueuse, tandis qu'ailleurs les troubles circulatoires, l'injection du visage et du tégument externe révélaient une forme inflammatoire, Dans l'un et l'autre cas, lorsque la maladie continuait son évolution, la toxicohémie se traduisait par des troubles de l'innervation et amenait l'ataxo-adynamie. Y a-t-il des formes adynamiques, des formes ataxiques pures, une forme rémittente, intermittente, irrégulière, etc., etc. ? Sans doute on peut voir au début de l'affection des accès intermittents, séparés par des intervalles de santé, mais ces accès disparaissent lorsque la maladie est établie. Ainsi en est-il des formes rémittente, ataxique, adynamique qui se dissipent bientôt, parce que l'ataxo-adynamie et la continuité sont l'essence même de la maladie, et que, sans elles, le typhus est incomplet ou avorté. Quant à la forme irrégulière, celle qui a des alternatives de mieux et de pire, de réaction et de torpeur, elle existe évidemment, et il y a peu de typhus graves qui ne présentent cette allure. Pour ce qui concerne la forme inflammatoire, il serait peut-être plus juste de lui donner la dénomination d'hyperhémique.

Complications. — Elles ont été assez nombreuses. Elles ont dépendu le plus ordinairement de l'état hyperhémique si manifeste du début, et quelques-unes sont plutôt un élément de la maladie, qu'une complication. Ainsi en est-il des coryzas, des angines, des bronchites, des hyperhémies des poumons. Toutefois, nous pouvons considérer comme complications les parotidites, l'otite, les érysipèles de la face ou d'autres régions, les eschares, la pleurésie purulente, l'hémorrhagie pulmonaire simple ou accompagnée de l'œdème des lobes inférieurs, la phlegmasie pulmonaire lobulaire ou lobaire, la congestion rénale dénotée par la présence de l'albumine dans les urines, l'ictère produit par l'hyperhémie du foie, les paralysies, les thromboses, etc., et enfin les accidents spasmodiques ou éclamptiques qui jettent parfois une perturbation si profonde dans la marche de la maladie et en enrayent le cours d'une manière fatale et bien souvent inattendue.

Diagnostic. — Le diagnostic est généralement facile lorsque la maladie est arrivée à un certain degré, et lorsqu'elle se présente avec le cortége des symptômes classiques ; mais au début, il n'en est pas toujours ainsi, et, d'après ce que nous avons dit ailleurs, on comprendra que l'erreur soit possible, parfois même inévitable. Il est vrai que la notion de l'épidémicité sera toujours d'un grand secours, moins cependant dans les pays chauds, où le typhus, la fièvre typhoïde et la fièvre rémittente peuvent exister simultanément. Si l'on ne veut pas user d'un diagnostic banal, et si l'on étudie les malades avec soin, on restera assez souvent dans le doute, surtout dans les cas d'intensité moyenne et dans les cas légers. Il n'en sera pas de même dans les cas graves. Là l'invasion rapide, souvent brusque, le facies turgescent, l'injection des conjonctives, la marche de la température et de la circulation, les symptômes de prostration et de stupeur survenant rapidement, les éruptions caractéristiques et hâtives seront des guides *à peu près certains*. — En outre l'absence ou la rareté de quelques symptômes sera aussi une aide efficace ; ainsi l'absence des épistaxis, car c'est principalement de la fièvre typhoïde qu'il faut distinguer le typhus. — On a avancé sans preuves bien démonstratives, suivant nous, que l'étude de la température pouvait être un criterium certain. Dans la fièvre typhoïde la température s'élève, dit-on, graduellement, tandis que dans le typhus l'ascension de la colonne thermométrique a lieu brusquement. Il est évident que, si le fait était vrai et absolu, le moyen serait excellent. Un thermomètre placé dans l'aisselle du malade suffirait pour dissiper toute incertitude. Dans les cas fortement tranchés, le fait de l'ascension rapide du mercure est exact, mais dans ces cas tout semble concourir pour assurer le diagnostic. Vous avez, en outre, le facies vultueux si caractéristique, l'injection des conjonctives, etc., etc. Mais tous les cas de typhus ne sont pas si nettement tranchés, et nous en avons vu certainement un assez grand nombre, où la température n'atteignait pas 40° ni le troisième ni le quatrième jour.

Il y a donc des exceptions assez nombreuses, et qu'il faut connaître, à cette loi de l'ascension rapide de l'échelle thermométrique. La nature de l'éruption exanthémato-pétéchiale sera d'une grande utilité, car une éruption de taches rosées peut être quasi-générale dans certaines fièvres typhoïdes, et nous en avons eu des exemples dans l'épidémie de fièvre typhoïde qui a sévi sur la garnison de Vincennes en 1874. La confluence de l'éruption ne suffit donc pas. Il y faut l'adjonction des pétéchies dès les premiers jours, et alors cette manifestation cutanée jointe aux autres symptômes devient caractéristique. Un moyen de diagnostic différentiel excellent, et sur lequel nous devons insister est fourni par l'inspection microscopique du sang, qui dans le typhus révèle l'existence d'une quantité considérable de globulins, ce qui n'a pas lieu pour la fièvre typhoïde. L'examen des urines ne sera pas sans utilité, puisque par l'acide nitrique on obtient, à peu près 8 fois sur 10, un diaphragme indigo dans la dothiénentérie, tandis que dans le typhus le diaphragme obtenu est brun ; l'un et l'autre pouvant du reste ,suivant le cas, être accompagnés d'un diaphragme d'albuminé.

Dans quelques cas, mais assez rares, nous avons eu à établir le diagnostic différentiel entre la fièvre pernicieuse délirante et l'affection épidémique. Les anamnestiques, et surtout l'existence antérieure d'accidents paludéens bien caractérisés, l'hypertrophie de la rate mettent sur la voie du diagnostic réel. — La fièvre rémittente peut donner lieu à des erreurs. Les anamnestiques seront d'un faible secours. Les rémissions, si elles sont complètes, pourront être utiles, mais elles existent rarement. L'hypertrophie de la rate sera un signe plus certain, mais, s'il y a eu des accidents paludéens antérieurs qui aient produit un agrandissement permanent de l'organe splénique, le doute sera de rigueur .Il sera donc nécessaire d'étudier le malade, de suivre les symptômes, de les comparer à ceux de l'affection régnante et de juger d'après cette étude. Toutefois, les difficultés n'existeront pas pour les cas fortement accusés, mais pour ceux d'une intensité moindre. Chez les habitants des pays chauds, les taches rosées sont généralement peu apparentes, à cause des granulations pigmentaires plus abondantes, répandues dans la couche profonde des cellules de l'épiderme. Il en est de même de l'éruption morbilliforme. Aussi, en l'absence de cette éruption, le diagnostic reste incertain tout d'abord, dans les cas d'intensité moyenne. C'est ce qui a eu lieu pour les nommés Mohammed Naïl ou Hamar entré à l'hôpital le 29 mars et sorti le 15 avril, Mohammed ou Khodja entré le 29 mars et sorti le 2 juin, Abderrahman ben Gassem entré le 2 avril et sorti le 13 mai.

Tous ces hommes sont sortis de l'hôpital par guérison, et nous pouvons ajouter que l'affection a été la même chez eux que chez les Européens (1).

Les fièvres éruptives et principalement la rougeole et la scarlatine, rarement la variole, donnent lieu à des difficultés que la forme de l'éruption, la marche de la maladie se chargent de dissiper. Nous avons eu aussi quelques cas de suette miliaire. Les sueurs profuses, l'éruption qui est, comme son nom l'indique, miliaire et vésiculeuse et non formée de macules ou de papules, l'absence de troubles intellectuels, du facies caractéristique mettent fin aux incertitudes.

Nous n'avons pas à insister longuement sur le diagnostic différentiel entre le scorbut et le typhus. Le scorbut est apyrétique. Cela suffit pour établir une ligne de démarcation tranchée entre les deux affections.

Une maladie voisine du scorbut, le *purpura hemorrhagica* accompagné de l'élément fébrile, prête au doute et à l'erreur. Il est donc important de distinguer ces affections l'une de l'autre, d'autant plus que les symptômes du début sont à peu près les mêmes et que le facies peut être rouge et vultueux comme dans le typhus. Cependant, il est assez facile de porter le diagnostic, en considérant que, dans le purpura, le facies n'a point l'expression de la stupeur, et que les symptômes nerveux si marqués du début du typhus, font défaut en grande partie. En outre, les éruptions diffèrent. En effet, l'éruption du purpura, qu'elle soit générale

(1) Nous regrettons vivement de ne point avoir d'observations complètes d'Arabes typhiques, mais nous sommes certain qu'il y a eu identité entre le typhus des Arabes susmentionnés et celui des Européens, au milieu desquels ils étaient couchés et soignés.

ou localisée dans une région, est constituée par des taches d'un rouge plus ou moins foncé, qui ne disparaissent pas sous la pression du doigt, tandis que le contraire a lieu pour les taches morbilliformes. Nous pouvons ajouter les signes suivants que nous avons constatés. Outre l'éruption cutanée, nous avons remarqué dans le purpura hemorrhagica une rougeur pointillée, très-foncée, à la voûte palatine, rougeur produite par du sang épanché dans la muqueuse. De plus, il y avait eu dans les premiers jours une stomatorrhagie, sans ulcérations appréciables, et le malade, arrivé au neuvième jour de son affection, n'accusait plus de céphalalgie, et sa langue était humide et rouge. Nous pensons qu'avec cet ensemble de signes, l'erreur pourra être évitée à l'avenir.

Quelques cas de bronchite où l'état spasmodique était prédominant ont aussi imposé une grande réserve dans le diagnostic, réserve qui disparaissait avec la manifestation de l'éruption exanthémato-pétéchiale. Mais, lorsque celle-ci n'était pas bien apparente, lorsqu'elle était tellement atténuée, qu'elle était à peine visible, ce qui est arrivé quelquefois, le diagnostic restait obscur et indécis.

Il est évident que les diverses affections dans lesquelles peut éclater le délire, la pneumonie ataxique entre autres, la méningite, la méningite cérébro-spinale, etc., feront naître des hésitations, qu'un examen consciencieux et une étude suivie du malade feront cesser.

Pronostic. — Le pronostic du typhus qui n'avorte pas est toujours grave. Nous l'avons déjà dit: les surprises les plus inattendues et les plus décevantes viennent souvent tromper les espérances qui paraissaient les mieux fondées. Le pronostic est plus grave, dit-on, lorsque l'affection attaque un sujet plus vigoureux. Notre expérience est muette à cet égard. Mais, ce qui nous paraît péremptoirement établi, c'est la gravité du pronostic, en rapport avec le plus ou moins de concentration du principe toxique, avec l'intensité du molimen congestif, avec la fréquence, la petitesse et l'irrégularité du pouls, avec la précocité des phénomènes ataxo-adynamiques, avec l'état comateux, avec les troubles qui se manifestent du côté de la moelle, des poumons, etc., avec les sueurs froides et visqueuses, avec la cyanose, etc., etc. Le retour du sommeil, la disparition de la céphalalgie et du délire, la diminution de fréquence du pouls, qui devient plus ample et plus régulier, un facies exprimant la satisfaction, un regard limpide, une soif moindre, le retour de l'appétit sont des signes d'une heureuse terminaison de la maladie. Le climat sera aussi pris en considération. Les climats froids paraissent plus dangereux que les climats chauds.

Traitement. — Il s'agit avant tout de discerner les indications et de rechercher les éléments morbides dont se compose l'affection. Or, il existe un élément capital, essentiel, spécifique, savoir : l'intoxication de l'économie par un agent inconnu, dont le mode d'origine a seul été constaté, dont la nature intime reste ignorée. Quelles indications se présentent donc de prime abord? Celle d'anéantir sur place le principe morbifique, afin d'empêcher sa propagation, et d'annihiler son action sur le patient. Mais qui ne voit l'impossibilité de remplir cette indication, tant que la nature intime du miasme nous sera inconnue ou qu'un hasard heureux ne nous aura pas révélé son spécifique? Il faut donc remonter plus haut et s'opposer à la genèse du miasme, et, pour cela faire, recourir aux notions générales d'hygiène pu-

blique; en appliquer les préceptes sans relâche. Il faut veiller sur la nourriture des populations, des armées en campagne. Qu'elle soit de bonne qualité et en suffisante quantité. Il faut éviter la malpropreté et l'encombrement, surtout celui d'organismes malades.

Lorsque, par l'oubli des règles de l'hygiène ou par l'impossibilité de les appliquer, le miasme aura pris naissance, il y aura deux indications à remplir. La première consiste à limiter sa zone d'action, en le neutralisant sur place, pour empêcher des organismes sains d'être envahis par lui; la deuxième à le combattre dans les organismes malades. L'hygiène seule peut intervenir pour satisfaire à la première indication. Elle y pourvoira par l'emploi des antiseptiques, par une sage distribution des locaux affectés aux malades, par des soins incessants de propreté, et par une large et permanente aération des salles, où l'on cherchera surtout à éviter l'encombrement. La deuxième indication, qui a pour but de rétablir l'organisme intoxiqué dans son intégrité primitive, serait heureusement remplie, par une médication spécifique! En l'absence de celle-ci, sommes-nous donc complétement désarmés, et parce que l'essence du miasme nous échappe, ne nous reste-t-il rien à faire? Loin de là. C'est ici que les principes traditionnels de la médecine reprennent leur empire et leur autorité. A défaut du principe spécifique, nous pouvons étudier les éléments morbides, que présente l'affection. Or que remarque-t-on dans le typhus? Il y a dans cette pyrexie: 1° un élément fébrile accompagné d'une hyperhémie des plus manifestes; 2° un élément nerveux ou ataxique lié à la résolution des forces et constituant l'état ataxo-adynamique, et enfin 3° un élément catarrhal. Il est donc essentiel pour atteindre le but de la médication, qui est la guérison, d'étudier ces divers éléments, de voir le rôle qu'ils jouent dans l'affection, leur importance relative, afin de les combattre dans une juste mesure, et sans dépasser les limites rationnelles. Et d'abord l'élément pyrétique peut-il, doit-il solliciter l'intervention des émissions sanguines générales? En principe non, parce qu'on doit avoir égard à l'ataxo-adynamie qui fait partie intégrante de la maladie, et se rappeler le principe hippocratique, *sanguis moderator nervorum*. Cependant à Constantinople, dans deux cas, chez des hommes vigoureux et frappés pour ainsi dire subitement, nous avons eu recours à la saignée, avec grand avantage. Mais s'il est de règle de ne pas recourir aux émissions sanguines générales, on y supplée par l'emploi d'une potion émétocathartique, qui produit la déplétion du système sanguin, par voie indirecte, et qui agit en même temps sur l'élément catarrhal. On peut en général prolonger sans danger la médication purgative pendant trois ou quatre jours, par l'administration d'un verre d'eau de Sedlitz, le matin. Du bouillon peut être accordé, en petite quantité, dès les premiers jours, mais il y a cependant des malades qui le refusent. On consultera les goûts de chacun, car il est inutile d'insister alors sur l'alimentation. L'éméto-cathartique et l'eau de Sedlitz agissent en même temps sur l'élément pyrétique et l'état hyperhémique qui lui est associé. Si le résultat obtenu est insuffisant, il faut recourir au sulfate de quinine, à l'antipyrétique par excellence, qu'on donne à la dose de 0gr,8 à 1 gramme, l'après-midi, après la cessation de l'action du purgatif. — L'infusion, la teinture de digitale pourraient, sans doute, être employées comme succédanées du sulfate de quinine. — La méthode de Brand pourrait-elle être tentée? Nous ne voulons point discuter ici ce point de pratique, mais, *à priori*, nous ne serions point favorable à l'usage des bains froids, dans une affection où l'hyperthermie existe certainement, mais non comme facteur dominant.

Des boissons abondantes, rafraîchissantes, des lotions vinaigrées sur tout le corps, de l'oxycrat sur le front, concourent à l'effet antipyrétique des médicaments ci-dessus indiqués.

Il ne s'agit pas de supprimer, de couper la fièvre, puisqu'elle constitue pour ainsi dire le corps de la maladie, mais de chercher à la contenir dans de justes bornes, et à l'empêcher de susciter dans les organes splanchniques des accidents plus ou moins redoutables.

Lorsqu'on aura eu recours pendant quelques jours à la médication que nous indiquons, son opportunité et son utilité cesseront, parce que le tableau de la maladie change. En effet l'élément nerveux a pris le dessus, et les vertiges, les étourdissements, le subdélire ont fait place à une agitation plus grande et à du délire. Alors devra commencer l'intervention des antispasmodiques, de l'éther, du camphre, du musc, etc., et des révulsifs cutanés, cataphasmes sinapisés aux extrémités inférieures, parfois vésicatoires au cou, aux mollets, aux cuisses.

Si, comme c'est ordinairement le cas, l'adynamie est jointe à l'ataxie, on recourra en même temps aux toniques (vin seul ou contenant de la teinture de quinquina, de l'extrait mou de quinquina), au bouillon, aux stimulants internes et externes (café, acétate d'ammoniaque, potion antiseptique etc.). Quoique nous ne soyons pas partisan de l'emploi des opiacés (1), dont nous avons vu quelquefois de fâcheux effets

(1) Nous n'avons pas à rechercher ici si l'opium détermine un effet hyper-

à Constantinople, cependant nous devons reconnaître que les pilules camphrées opiacées (camphre 0gr,1, opium 0gr,01) au nombre de 4 à 5, dans les vingt-quatre heures, sont assez souvent avantageuses. Il faut aussi dans l'emploi des révulsifs surveiller attentivement l'action qu'ils exercent sur la peau qui est exposée aux eschares, à cause de la diminution de sa vitalité.

Outre ces indications générales, il y en a de particulières, qui sont fournies par les complications. Y a-t-il une hyperhémie très-marquée de l'encéphale. Un raptus sanguin du côté de la tête, une application de sangsues aux jugulaires ou aux apophyses mastoïdes aura son utilité. Y a-t-il de la raideur cervicale, de l'opisthotonos? Les ventouses scarifiées à la nuque, les vésicatoires, parfois la cautérisation transcurrente feront du bien. Les poumons sont-ils le siége d'une hyperhémie très-prononcée ou d'une phlegmasie? Il faut intervenir par les ventouses scarifiées, les ventouses sèches, les vésicatoires, la position élevée de la partie supérieure du corps, les potions kermétisées, oxymellées, etc., les loochs. Le météorisme abdominal est-il considérable? Les embrocations d'huile de camomille camphrée, la térébenthine *intus* et *extrà* trouveront leur emploi. Contre la diarrhée on prescrira le sous-nitrate de bismuth, de l'eau de chaux, des lavements appropriés. Contre la constipation persistante de légers purgatifs, des injections intestinales laxatives. — La rétention d'urine exigera le cathétérisme. — Il faut surveiller le décubitus, et si des eschares se manifestent, les pansements seront faits avec le vin aromatique, la

hémique ou anémique du cerveau, suivant qu'il est administré à faible ou à haute dose. A la dose ordinaire il paraît nuisible, dans cette période, à moins d'être associé au camphre.

poudre de quinquina et de charbon, le styrax, etc., l'eau phéniquée, et mieux en suivant la méthode de Lister. — Pendant les premiers jours, le bouillon suffit généralement. Mais bientôt, dans les cas heureux, l'anorexie se dissipe et l'appétit devient souvent exigeant. On joindra alors des potages au bouillon, on donnera du vin généreux, et si la nourriture est bien supportée, on l'augmentera assez rapidement, en accordant des aliments plus substantiels, sans craindre, comme dans la dothiénentérie, des accidents déterminés par l'état du tube digestif et principalement des plaques de Peyer, naguère ulcérées et actuellement en voie de réparation. Cependant quelquefois on voit à la fin de la maladie et au commencement de la convalescence survenir de nouveau un peu d'agitation, de délire. On diminuera quelque peu les aliments, et ces accidents, en général de peu de gravité, ne tarderont pas à disparaître. S'ils persistaient, on en rechercherait la cause physique ou psychique pour la combattre. — Telle est la médication applicable dans cette affection et qui variera quelque peu suivant les indications particulières.

La mission du médecin ne se borne pas là. Il lui incombe d'autres devoirs, qu'il ne saurait négliger, sans un très-grand préjudice. Il devra surveiller l'aération des salles, qui sera permanente, de jour et de nuit. Il affectera deux lits à chaque malade, et il aura des salles spéciales pour les convalescents, éloignées de celles des malades. Son attention sera portée sur la literie et le linge de corps, qui seront lessivés et fumigés. Les salles des malades seront, par ses ordres, désinfectées par l'acide phénique, le chlorure de chaux, les fumigations aromatiques ; les déjections le seront par le sulfate de fer, le permanganate de potasse, l'acide phénique ; les effets des malades par l'action de la vapeur d'eau, du chlore, de l'acide sulfureux, et, si ces moyens sont insuffisants, ils seront brûlés. Il n'oubliera pas les locaux qui auront été occupés par les typhiques. Les baraques seront abattues, — les édifices en pierres seront lavés et grattés dans toutes les salles contaminées, soumises au préalable à la fumigation chlorée, et abandonnés à l'air et inhabités pendant une assez longue période de temps. — Ici se termine ce qui est relatif au typhus d'Alger.

Dans le cours de ce travail nous avons insisté sur l'utilité de l'aération des salles de malades et sur les conséquences fâcheuses de l'encombrement. Nous avons aussi dit que l'influence d'un climat chaud s'oppose jusqu'à un certain point au développement du contagium. Nous ne prétendons certes pas qu'il y ait antagonisme entre ces climats et le typhus, mais seulement, que les conditions qui président à la genèse du miasme, y sont plus facilement évitées, à cause de l'aération permanente possible des locaux.

Sans doute les populations des régions chaudes ne sont pas à l'abri des misères qu'engendrent la disette et les privations qu'elle entraîne à sa suite. D'affreuses calamités surgissent à la suite de l'insuffisance des récoltes, causée par les guerres, la sécheresse, les sauterelles, etc., et des milliers d'êtres humains disparaissent, fauchés par la famine et les affections dites faméliques qu'elle détermine, et que nous avons énumérées ailleurs. Mais ces maladies ne constituent pas le typhus. Elles détruisent par elles-mêmes, par le défaut de réparation organique et l'usure continuelle des tissus et des liquides, par la misère physiologique qu'elles produisent et par l'atteinte profonde qu'elles portent aux fonctions de la vie. Lorsqu'elles ne tuent pas, elles préparent le terrain organique nécessaire à la germination du miasme. — Elles deviennent ainsi causes prédisposantes du typhus, et elles agissent par les déjections et les émanations des corps des faméliques, réunis en trop grand nombre, dans des espaces encombrés et mal aérés. L'étude des maladies faméliques, quoique liée à celle du typhus, est indépendante de celle de ce dernier, qui, comme toutes les maladies zymotiques, proclame d'ailleurs hautement, les bienfaits de la science. — La recherche des agents mystérieux qui produisent ces maladies, alors même qu'elle demeure infructueuse, exerce une influence finale favorable, puisqu'elle tend à mieux faire connaître les circonstances au milieu desquelles se développent les miasmes et, par suite, à éviter la création des milieux infectieux. L'étude du typhus présente donc à ce point de vue un grand intérêt. Mais ce n'est pas tout. Cette affection est une de celles où le rôle du médecin s'élève et s'agrandit plus particulièrement, soit que, par une juste et légitime influence sur les dépositaires de l'autorité, il fasse adopter les mesures qui empêchent l'éclosion des germes morbides, soit que, n'ayant point eu d'action préventive à exercer, il ait à combattre le fléau, et à faire preuve de cette fermeté d'âme et de cet amour de l'humanité, sources intarissables de force, de dévouement et de sacrifices !

FIÈVRE TYPHOIDE

ÉPIDÉMIE DE FIÈVRE TYPHOIDE DE L'HOPITAL MILITAIRE DE VINCENNES EN 1874.

Plusieurs médecins ont pu étudier l'épidémie de fièvre typhoïde de l'hôpital de Vincennes. Quelques-uns d'entre eux feront, sans doute, connaître les résultats de leurs études et de leur pratique. De ces études multiples jaillira, peut-être, quelque lumière nouvelle.

Placé à la tête d'un service de fiévreux, qui dès les premiers jours de l'épidémie a reçu les typhoïdes, nous nous devons à nous-même de rapporter ce que nous avons vu. C'est aussi un devoir que nous remplissons envers l'État qui nous a confié le poste honorable de médecin traitant de ses hôpitaux militaires. Du reste, abstraction faite de ces considérations qui ont leur importance, toute étude épidémiologique présente en elle-même tant d'intérêt, les enseignements qui en découlent ont une si grande utilité, les déductions qu'il est permis d'en tirer peuvent avoir une influence si sérieuse sur la vie de nos semblables, que nous ne saurions résister au devoir qui nous incombe.

Nous entreprenous notre tâche, avons-nous besoin de le dire, avec la pensée formelle d'être l'historien fidèle des faits que nous avons observés et avec le vif désir de porter dans nos jugements l'impartialité la plus grande. Chemin faisant, nous aborderons quelques-unes des questions que soulève toujours le *quid divinum* d'Hippocrate, questions toujours débattues et d'une solution si ardue!

L'épidémie a marché avec une grande intensité, mais ces cas si nombreux et si redoutables n'ont point été sans précédents. Ils n'ont point formé un groupe isolé, sans liens avec le passé ni l'avenir. Dans les deux services de fiévreux normalement constitués à l'hôpital de Vincennes, dont l'un avait pour chef M. le docteur Ferraton, et l'autre le rédacteur de ces lignes, il existait un certain nombre de typhoïdes avant l'explosion de la maladie, comme il en existe pour ainsi dire en toutes saisons, dans tout hôpital qui reçoit des jeunes gens de vingt à vingt-cinq ans. On sait, en effet, que le nombre des typhoïdes varie dans les hôpitaux militaires, suivant la saison, et suivant surtout une condition toute spéciale, savoir, l'existence de recrues dans les régiments.

Pour ce qui nous concerne personnellement, nous avions dans nos salles, depuis le 18 juin, le nommé Étrard, du 71e de ligne, atteint de fièvre typhoïde, et nous avions fait, à la date du 6 juillet, l'autopsie d'un de nos malades, dont nous voulons rapporter l'observation en commençant ce travail. On comprendra, d'après ce fait, que nous ne pouvions point être un ardent partisan de la méthode nouvelle de traitement, dite méthode de Brand, et qu'il nous a fallu des déceptions nombreuses pour y revenir.

Voici cette observation : *Fièvre typhoïde cholécystiste :*

Voisin (Jules), du 39e de ligne, entre à l'hôpital de Vincennes le 26 juin 1874, accusant cinq jours de maladie. Il raconte qu'il a eu au début des coliques suivies d'anorexie, de soif très-grande et d'une insomnie complète. Cependant le lendemain il s'était levé et avait été à l'exercice pendant deux heures. — Anorexie. — Soif très-grande. — Insomnie. — Le troisième jour il a pris le service de garde; mais dans la journée il a eu une faiblesse suivie de céphalalgie et de vomissements. Depuis ce jour, l'insomnie et la soif ont continué. Il a été envoyé d'urgence à l'hôpital, où il est arrivé à onze heures du matin (5e jour).

Nous l'examinons au moment de son entrée et nous notons les symptômes suivants : Faiblesse très-grande. — Facies abattu. — Céphalalgie frontale. — Parole hésitante, mais intelligence nette. — Pouls à 102, développé, résistant. Chaleur cutanée sèche. Langue muqueuse blanche et collante. — Abdomen mou, sans douleur, présentant quelques taches rosées, sans gargouillement évident. — Soif. — Anorexie. — Constipation. — Sibilations et rhoncus dans les deux côtés de la poitrine.

P. Diète. — Lim. tartriq. 3. — Pot. avec ipéca. 1 gr. et sulfate de soude 20 grammes.

Le soir, à trois heures, le pouls continuant à être développé et résistant, application de huit sangsues à l'anus.

27. Un peu de sommeil. — Facies abattu. — Pas de céphalalgie. — Parole plus facile. — Pouls à 90. — Température à 40°,1. — Langue muqueuse brunâtre et un peu sèche. — Abdomen modérément douloureux à la pression de la fosse iliaque droite. Taches rosées. — Soif grande. — Anorexie. — Constipation. — Urine de couleur orange, traitée par l'acide nitrique diaphragme, indigo, surmonté d'un diaphragme blanc d'albumine.

P. Bon. — Lim. tartr. 2. — Eau gomm. 2. — Sedlitz 1 verre. — Catapl.

28. Dans la nuit, il y a eu deux épistaxis (300 grammes de sang), suivies plus tard de sommeil. Ce matin, facies un peu pâle, marbré de plaques d'un rouge brun, prostré. Pas de céphalalgie et intelligence nette. — Pouls à 102. — Température 37°,2. — Langue sèche, brune et muqueuse. — Abdomen un peu dur, sans gargouillement manifeste, mais avec douleur à la pression de la fosse iliaque droite; taches rosées; deux selles; rhoncus dans les deux côtés de la poitrine.

P. Bon. — Lim. tart. 2. — Eau gomm. 2. — Cataplasme.

29. Facies moins pâle, moins marbré, moins prostré. — Intelligence nette. — Pouls à 90. Température 39°,2. — Langue mu-

queuse et jaunâtre, collante. — Abdomen un peu plus développé. — Soif moindre. — Anorexie. — Une selle.

P. B^{on}. — Orange. — Lim. tart. 2. — Eau gom. 2. — Sedlitz 1 verre. — Cataplasme.

30. Sommeil. — Facies abattu, prostré. — Pouls à 102. — Température à 39°,4. — L'éruption de taches rosées est plus abondante. — Soif modérée. — Appétit. — Quatre à cinq selles dans les vingt-quatre heures.

P. 1/2 verm. — Orange. — 2 p. de vin. — Lim. citr. 2. — Cataplasme.

1er juillet. — La nuit a été mauvaise : délire bruyant, agitation continuelle. — Jactitation. — Ce matin, il y a du subdélire, la parole est redevenue hésitante. — Stupeur. — Sueurs sur le front et la face. — Pouls à 112-116. — Température 40°,2. — Langue sèche, brune. — Abdomen ballonné, couvert de taches rosées. — Soif grande. — Émission involontaire des urines et des fèces.

En présence de cette aggravation si rapide des symptômes, nous nous décidons à recourir à la méthode de Brand et nous prescrivons quatre bains froids à 20° à prendre dans les vingt-quatre heures (1).

P. 1/2 verm. — Orange. — 2 port. vin généreux. — Lim. citr. 2. — Lim. tart. 2. — Bains froids à 20°.

2. A la suite des bains, il y a eu chaque fois du calme, mais la nuit a été agitée. — Stupeur. — Pouls à 108-112. — Température 39°,4. — Langue sèche, jaunâtre. — Abdomen ballonné et éruption confluente de taches rosées. — Émission involontaire des urines et des fèces.

P. 1/2 verm. au gras, etc. — Bains froids.

3. Insomnie. — Facies meilleur qu'hier. — Stupeur moindre. — Sueurs sur le front et la face. — Pouls à 102. — Température 39°,4. — Langue sèche et rouge. — Abdomen ballonné. — Soif grande. — Appétit. — Deux selles.

P. 1/2 Verm. — Biscuit. — Orange. — 4 port. de vin, etc. Bains froids.

4. L'insomnie continue. — Stupeur. — Visage couvert de

(1) Les observations thermométriques ont été prises d'heure en heure à partir du premier bain. Ce n'est pas ici le lieu de les rapporter.

sueurs. — Pouls à 116. — Température 39°,4. — Langue sèche, jaunâtre. — Abdomen ballonné, sans douleur à la pression. — Soif grande. — Appétit. — Quatre selles, dont deux involontaires.

P. Verm. — Biscuit. — Orange, etc. — Bains froids.

6. Il y a eu hier un peu de sommeil après chaque bain, et la nuit a été moins insomnieuse que les précédentes. — Stupeur. — Parole lente, mais l'intelligence est nette. — La face est presque toujours couverte de sueurs. — Pouls à 120, peu développé, dépressible. — Température à 40°,2. — Respiration bruyante à 36. — Langue sèche et brûlante, un peu collante. — Abdomen ballonné. — Émission involontaire des urines et des fèces.

Poitrine mate aux deux bases et principalement à droite où la respiration est soufflée. A gauche, sibilations et râles sous-crépitants.

Cet état de la poitrine nous engage à modifier le traitement et à supprimer les bains froids.

P. B[on]. — Lim. cit. 2. — Potion gom. — Ext. kina, 4 grammes. Potion gom. — Teinture digit. 25 gouttes. — Vésicatoire camphré sur la poitrine.

Dans la journée, les sueurs deviennent profuses; la dyspnée augmente, la face se cyanose, et le malade meurt à cinq heures du soir.

Tube digestif. — Injection très-vive de l'iléon dans le voisinage de la valvule iléo-cœcale, où l'on constate l'existence de plaques de Peyer rouges, tuméfiées, dures, ayant un relief de près de 2 millimètres sur la muqueuse voisine. Ces plaques sont nombreuses et remontent jusqu'à 3 centimètres environ de la valvule. Une psorentérie confluente existe entre les plaques.

L'estomac est comme divisé en deux parties : l'une cardiaque, qui est le siége d'une injection très-vive, comme ecchymotique, dans une étendue de 8 à 10 centimètres de diamètre; l'autre pylorique, qui a conservé sa couleur normale.

Les ganglions mésentériques sont développés, rouges, ramollis.

Organes de la respiration et de la circulation. — Le lobe inférieur du poumon droit est splénisé. Celui du côté gauche est fortement engoué. Les lobes supérieurs sont crépitants. Le cœur est vide; son tissu n'est pas ramolli, il est résistant. Ses fibres musculaires, examinées au microscope, ne sont point striées.

Foie, d'un brun jaunâtre. Les capillaires de sa face convexe sont injectés, mais l'intérieur du viscère paraît exsangue. Son tissu résiste à la pression. Les cellules, examinées au microscope, sont granuleuses, sans nucléoles. Elles ont leurs dimensions normales.

La vésicule offre un aspect extraordinaire. Toute sa face inférieure est bosselée et tachetée de blanc. En incisant ces bosselures, on découvre trois petits abcès situés dans l'épaisseur des tuniques. Ils ont chacun environ un centimètre de longueur sur 6 à 8 millimètres de largeur. — Dans la vésicule se trouve un liquide lactescent, très-ténu, ayant l'aspect du pus, et cependant il n'y a pas de communication entre les abcès interstitiels et le réservoir biliaire.

Reins, hyperhémiés dans leurs diverses couches.

Rate, hypertrophiée, molle, se déchirant sous un faible effort.

Système nerveux cérébro-spinal. — Hyperhémie des méninges et liquide céphalo-rachidien sous l'arachnoïde, donnant à cette membrane un aspect opalescent ; sablé du centre ovale de Vieussens. Le tissu cérébral paraît avoir sa consistance normale. Les différentes parties du système nerveux, examinées, ne donnent lieu à aucune remarque particulière.

Nous voulons observer qu'il y a eu chez Voisin une température très-élevée, 40°,1, qui s'est abaissée brusquement sous l'influence des deux épistaxis. Elle est en effet tombée à 37°,2. Elle est remontée à 39°,2 le lendemain, à 39°,4 le troisième jour, et elle n'est revenue à 40° que le quatrième jour. Or, malgré cet abaissement de température, la situation du malade s'est aggravée et a nécessité l'emploi des bains froids, qui, en diminuant de nouveau la chaleur, ont reproduit ce qu'avait fait déjà l'épistaxis, mais sans plus de résultat utile.

Nous avons voulu rapporter cette observation qui nous avait vivement impressionné, car dans les autopsies que nous avions faites antérieurement, nous n'avions pas eu l'occasion de faire de pareilles remarques nécroscopiques. Elles nous avaient mis en garde contre la méthode de Brand que nous ne voulions cependant pas condamner d'une manière absolue, après un fait aussi anormal. Sans attribuer positivement le développement de ces abcès de la vésicule à l'usage des bains froids, nous étions cependant assez disposé à accuser une pratique, qui nous donnait des résultats si contraires aux allégations de son inventeur. A ce point de vue, ce cas méritait d'être relaté, mais ce qui en augmente l'intérêt, c'est l'altération constatée dans l'estomac et qui le rattache directement à l'épidémie. Nous verrons en effet plus tard que notre attention a été particulièrement attirée, dans le cours de l'épidémie, sur cette injection ecchymotique du voisinage du cardia, et qui divisait pour ainsi dire l'estomac en deux parties bien distinctes. Il y aurait donc eu au moins un fait antérieur à l'apparition de l'épidémie, qui aurait eu avec elle des liens intimes, démontrés par la nécropsie.

Nous pouvons aussi établir dès à présent que nous n'avions pas attendu l'épidémie pour mettre en usage la pratique de Brand, qu'il était de notre devoir d'essayer. Nous ne connaissions pas jusqu'alors de médication guérissant toutes les fièvres typhoïdes ! Celle-ci réalisait ce miracle, au dire de ses adeptes. Il était de notre strict devoir d'en faire profiter nos malades. — Notre tentative n'avait point été heureuse. N'importe, nous ne voulions point rejeter une pratique qui, malgré le mécompte que nous avions eu, pouvait avoir son utilité. — Tout en éprouvant une défiance bien légitime contre l'engouement dont elle était l'objet, nous nous promettions de ne point la condamner, sans nouveaux essais.

Voisin meurt le 6 juillet, et nous restons jusqu'à la date du 27 juillet sans voir de nouveaux cas de fièvre typhoïde.

A cette date du 27 juillet (nous avions cinquante malades dans notre service, parmi lesquels dominaient les affections de poitrine et les rhumatismes articulaires aigus) arrivent dans nos salles les nommés Lericolais, du 22e d'artillerie; Gourbil, du 12e d'artillerie, et Gabert, du 3e régiment d'infanterie de marine, tous trois atteints de dothiénentérie. Chez Lericolais, l'affection marche avec une rapidité effrayante. Surviennent deux épistaxis qui abaissent la température d'un degré deux dixièmes, mais malgré cela la situation ne change pas et le malade meurt le troisième jour qui a suivi son entrée à l'hôpital. Ainsi donc l'abaissement de température produit d'une part par les bains froids, et de l'autre par des épistaxis abondantes, n'avait point préservé d'une terminaison funeste, et cependant dans le cours de l'épidémie, nous sommes encore revenu à la méthode de Brand. Nous espérions.....

Nous sommes obligé de reconnaître que nos espérances ont été déçues, et elles devaient l'être, car l'hyperthermie ne constitue pas la fièvre typhoïde; elle est un des éléments de la pyrexie.

Arrivons actuellement à l'épidémie. Mais ici nous sommes singulièrement embarrassé. Dans toute description d'épidémie, il est de règle de faire connaître les *circumfusa*, les airs, les eaux, les lieux, etc., au milieu desquels a évolué l'hôte mystérieux et redoutable, le génie épidémique. Pouvons-nous du moins indiquer le point de départ, le centre d'où il a émregé et d'où il a rayonné?

Cette question de l'origine de l'épidémie, si simple en

apparence, est, en réalité, des plus délicates. En effet, d'après les observations que nous avons recueillies, il y a eu plusieurs localités frappées presque simultanément. De là la néessité de mentionner ces divers points, et d'en donner une idée sommaire. Le plus important est le fort de Vincennes, dont la garnison, de quatre mille cinq cents hommes environ, a fourni un si large tribut à l'épidémie. Après lui viennent les forts de Nogent, le camp de Saint-Maur, le fort de Charenton, l'École de gymnastique et le bastion occupé par l'infanterie de marine.

L'épidémie n'éclate point avec violence. Elle se manifeste le 25 juillet par un cas, au fort de Vincennes. Elle reste silencieuse le 26, et le 27 elle amène à l'hôpital quatre typhoïdes du fort de Vincennes. Le 28 se présentent sept cas, dont un du fort de Charenton, un du bastion de l'infanterie de marine, et les cinq autres du fort de Vincennes. Le 29 vient un malade du fort de Nogent. Voici donc quatre points contaminés presque au même moment. En outre, et pour compléter la démonstration, ajoutons que, depuis quelque temps déjà, la population civile de Nogent avait été atteinte par la fièvre typhoïde, et avait eu un certain nombre de décès.

Il est donc difficile d'assigner un centre unique d'origine à l'épidémie. Mais est-il bien nécessaire de rechercher ce centre, et tous les hommes atteints ne se trouvaient-ils pas soumis aux mêmes causes, malgré la diversité des localités envahies? C'est ce que nous démontrerons plus loin à propos de l'étiologie.

Disons donc quelques mots des conditions générales qu'il est utile de faire connaître.

Nous n'avons point à insister ici ni sur la géologie, ni sur l'hydrologie du bassin de Paris. Nous supposons que les travaux faits par les hommes éminents qui ont, pour ainsi dire, constitué ces parties de la science, sont généralement connus, et que nous n'avons point à reproduire des extraits de leurs œuvres. Du reste, ces études ont un rapport moins immédiat avec notre tâche, que celles qui concernent la thermométrie et les influences cosmiques générales. Celles-ci, en agissant sur les constitutions, les prédisposent à certaines affections. Disons donc quelques mots de ces influences générales.

Après un hiver assez rigoureux, mais sans chute abondante de neige, pendant lequel avaient dominé les vents du sud-ouest, du sud-est, du nord-ouest et du nord-est, les mois du printemps avaient été remarquables par une température relativement élevée, brusquement interrompue par des journées froides avec gelées désastreuses. La végétation qui déjà avait pris son essor en fut cruellement éprouvée... Toutefois, ces abaissements de température ne furent que passagers, et cédèrent la place à la chaleur, qui, se développant de plus en plus, arriva pendant l'été à une intensité tout à fait insolite et comparable, par ses effets sur le système nerveux, à celle des pays chauds et principalement à celle d'Afrique, dont on croyait maintes fois ressentir le sirocco (1). Cette chaleur fut accompagnée de pluies d'orages.

(1) Parlerons-nous des insolations et de leurs suites, asphyxies, syncopes, congestions pulmonaires et encéphaliques? On citait, il y a quelques années, la place Bresson d'Alger. — On l'appelait le Sahara, parce qu'elle était dépourvue d'arbres. — A Paris toutes les places publiques et les ponts surtout, sont, pendant certains jours d'été, de véritables Saharas et voici qu'on y ajoute l'avenue de l'Opéra, où l'on arrache les arbres ombreux et bienfaisants! Nous voudrions voir les ponts ombragés. Comment? Nous proposons le velum en toile à voile. — On trouvera peut-être mieux, mais il faut chercher, car *de vità humanâ agitur*.

Aussi à la date du 2 juillet nous inscrivions sur notre cahier d'observations, à dix heures du matin, 30° à l'ombre et, à trois heures, 35°. Nous notions en même temps l'existence d'un véritable sirocco, *contre lequel, bien entendu, personne ne se précautionnait.* Le 8 juillet, à trois heures du soir, le thermomètre, à l'ombre, donne 35°. La tension électrique de l'air est très-grande, et des orages violents éclatent le 9, le 10 et le 11 juillet. Malgré ces orages, la température reste très-élevée, et, le 20, le thermomètre, à l'ombre, marque, à trois heures, 31°.

En résumé, comme influence cosmique nous pouvons noter l'action persistante de fortes chaleurs, accompagnée par une tension électrique considérable.

Habitation. — Les forts des environs de Paris ont beaucoup de rapports entre eux. Protégés par des murs assez élevés et des parapets qui atteignent et dépassent parfois la hauteur des bâtiments quadrangulaires et suffisamment espacés, affectés au logement des hommes, ils ont en général une forme polygonale, circonscrite par des fossés profonds. L'aération, sauf dans les casemates, y est facile, parce que la plupart d'entre eux sont situés sur des points culminants.

Le fort de Vincennes mérite une mention spéciale. Il est constitué par des bâtiments rectangulaires, les uns situés à l'ouest et les autres à l'est. Ceux de l'ouest forment le *vieux fort,* qui comprend dans son enceinte, le *donjon* et diverses autres constructions. Parmi celles-ci nous citerons le bâtiment de la reine affecté au logement du général d'artillerie, le bâtiment du roi converti en caserne, l'église d'un fort beau style, les ateliers de l'artillerie.

Ceux de l'est constituent le *fort neuf.* Des murs élevés entourent les deux forts, et dans ceux du vieux fort se trouvent des chambres casematées. Un fossé profond entoure ces murs et dans un petit canal qui porte le nom de Cunette (1), coule un maigre filet d'eau. Celui-ci, franchissant quelquefois son lit, crée de petits marécages, qui ne sont pas toujours sans influence.

Les deux forts sont séparés l'un de l'autre par un espace assez considérable, vide de constructions. Des terrains assez spacieux, nus ou plantés d'arbres, entourent les bâtiments affectés au logement des troupes. Quelques-uns de ceux-ci ont, dans le fort neuf, leur rez-de-chaussée transformé en écurie. — En somme, casernement salubre dans le fort neuf, moins salubre dans le vieux fort, où parfois en été se montrent quelques cas de fièvre paludéenne, et où l'aération est moins complète que dans les autres forts, parce qu'il n'est point situé sur un point culminant.

Les eaux qui servent à l'alimentation des hommes diffèrent suivant les forts. A Vincennes, ce sont les eaux de la Seine, à Nogent, celles de la Marne. L'École de gymnastique s'alimente des eaux de deux pompes.

Un travail de M. Brouant, pharmacien aide-major de deuxième classe, qui a paru dans les *Mémoires de médecine et de pharmacie militaires* (mai et juin 1874), dit à propos des eaux du fort de Vincennes : « Les eaux qui alimentent « le fort de Vincennes ont une double origine : les unes, « fournies par la Compagnie générale des eaux, servent à « l'alimentation des hommes et des chevaux ; les autres, « provenant d'un puits placé au milieu de la cour, ne

(1) Le curage de la Cunette ayant eu lieu au commencement de l'été, les détritus avaient été déposés sur ses bords. Cette mesure a été vivement incriminée au début de l'épidémie.

« servent en temps ordinaire qu'aux petites lessives des « soldats. Cependant, il faut ajouter que, quand les premiè- « res manquent, ce qui est assez rare, les hommes consom- « ment les secondes, qui sont très-mauvaises. Voici compa- « rativement les résultats fournis par leur analyse :

Dénomination.	Compagnie générale des Eaux.	Eau du puits.
« Degré hydrotimétrique	18....	95.....
« Résidu salin fixe................	......	1,10...
« Acide carbonique.................	0,004.	0,005..
« Carbonate de chaux..............	0,125.	0,484..
« Sulfate et chlorure de calcium.....	0,067.	0,574..
« Sels magnésiens..................	0,018.	0,075..

« Les premières sont fraîches, agréables au goût, ne « renfermant ni nitrates ni nitrites ni matières organi- « niques ; les scondes, au contraire, sont troubles, leur ré- « sidu noircit fortement par la calcination ; elles sont très- « chargées de nitrites et de nitrates et doivent être rejetées « totalement de l'alimentation.

« Le fort de Nogent reçoit l'eau de la Marne. Elle est de « bonne qualité, elle marque 20° hydrotimétriques et « contient 0,007 d'acide carbonique, 0,118 de carbonate « de chaux, 0,063 de sulfate de chaux, 0,031 de sels ma- « gnésiens. C'est, en résumé, une eau très-potable.

« L'eau de l'École de gymnastique provient de deux pom- « pes dont l'eau vient quelquefois à manquer en été. Elle est « de qualité inférieure, surtout à la Gravelle, et moins mau- « vaise à la Faisanderie. »

Alimentation. — Nous touchons ici à une question déli- cate que nous voudrions pouvoir éviter, mais que nous sommes obligé d'aborder. Qu'on veuille bien admettre que nous n'avons pas pour mission d'incriminer la conduite de personne. — Notre but est la recherche de la vérité. — Cette question de l'alimentation s'est posée devant nous dès les premiers jours de l'épidémie, parce que tous les malades que nous avons interrogés, et le nombre en a été grand, se sont plaints, sauf quelques rares exceptions, de l'insuffisance de l'alimentation. Ils accusaient la viande d'avoir été de qualité médiocre, pauvre en principes nutritifs et quelquefois même d'avoir eu une odeur désagréable. Ils ajoutaient qu'ils ne mangeaient pas les légumes (haricots), parce qu'on ne pouvait pas les cuire, et que la soupe n'était point bonne.

Malgré les efforts des capitaines, il existe malheureusement, tous les ans, une période calamiteuse pour les ordinaires. Elle commence au moment où les pommes de terre se raréfient et, circonstance aggravante, elle coïncide avec la reprise des manœuvres et une plus grande dépense de forces imposée aux hommes (1).

Quant aux vêtements, nous avons, à peine, à les mentionner, parce qu'ils ne donnent lieu à aucune observation critique. Peut-être cependant devrions-nous appeler l'attention sur les vêtements en drap, qui, pendant les fortes chaleurs, déterminent une sécrétion exagérée de sueurs et ajoutent ainsi à la débilitation causée par une alimentation devenue insuffisante (2). C'est un fait considérable que cette in-

(1) Nous avons, dans des rapports d'inspection générale, préconisé, il y a une quinzaine d'années, la création de jardins potagers sur les glacis des forts des environs de Paris. Il n'y a guère de garnison en France, où une pareille mesure ne puisse être adoptée.

(2) Le pantalon de toile devrait être admis, pour les exercices, pendant les chaleurs. Nous voudrions ajouter que, pendant les chaleurs, il serait urgentde prendre certaines précautions. — Celles qui sont usitées dans les pays chauds et consacrées par l'expérience des siècles devraient être acceptées. — Le défaut de bains, autres que ceux de rivière, constitue un des vices les plus fâcheux

suffisance d'alimentation et sur lequel nous devons insister, car, sans rappeler les expériences de Chossat, il est évident que la santé et la vie en dépendent. Question physiologique toujours palpitante, et sur laquelle la médecine aura toujours toute compétence.

L'homme peut violenter la nature, mais elle ne se plie pas à ses exigences. Elle a ses lois primordiales, contre lesquelles viennent se briser nos décisions les plus impérieuses. Nous pouvons bien fixer l'âge du service militaire à vingt ans, mais nous ne pouvons point faire que le développement des jeunes gens soit achevé à cet âge. Il ne le sera pour la plupart, d'après des lois préétablies, que trois ou quatre ans plus tard. Il en résulte que, lorsque le conscrit arrive au régiment, il est encore dans sa phase de croissance, et qu'il doit puiser dans la chair coulante qui baigne ses organes, dans ses sucs nutritifs, les éléments nécessaires à la réparation des pertes éprouvées par le jeu régulier de ses fonctions, et ceux qui lui sont indispensables pour acquérir son complet développement.

De là vient que l'homme, nouvellement incorporé, a non-seulement besoin d'une nourriture plus abondante que l'homme déjà formé, mais encore que la somme d'oxygène qui lui est réservée dans l'assiette de notre casernement

de l'hygiène du soldat. Des inconvénients nombreux en résultent, abstraction faite de la décomposition et peut-être de l'absorption des produits excrémentitiels déposés sur la surface de la peau. — Préoccupé de ces idées, nous avons, en 1856, à notre rentrée de l'armée d'Orient, pu instituer un service balnéaire à l'infirmerie du régiment auquel nous appartenions (82e de ligne). Grâce au concours bienveillant du colonel de Castagny, ce service a fonctionné, au grand avantage des hommes du régiment, à l'aide d'économies réalisées sur le chauffage des chambrées et des cuisines. — Il nous semble actuellement, que, sans dépenses exagérées, on pourrait réglementer le service des bains des hôpitaux militaires, de manière à en faire profiter les hommes valides des garnisons.

(16 mètres cubes d'air à la caserne, 20 mètres à l'hôpital), doit être augmentée, puisqu'elle doit satisfaire à deux exigences : 1° à la réparation ; 2° au développement.

Comprend-on, dès lors, que l'aliment proprement dit puisse être insuffisant, quand même on le donne en proportion assez forte pour contenter l'appétit d'un homme de vingt-cinq à trente ans, et que cet autre aliment, non moins essentiel, le *pabulum vitæ*, l'air atmosphérique, devienne une cause de trouble et même de destruction, lorsqu'il est départi en trop faibles quantités à des organismes jeunes et dont le développement n'est point achevé ?

Hôpital militaire de Vincennes. — Situé sur la route de Paris, à une petite distance et à l'ouest du fort de Vincennes, il est composé de deux bâtiments rectangulaires, dont le grand côté est dirigé du nord au sud. Ils sont destinés au service des malades, et sont reliés ensemble par une façade contenant les services administratifs, les logements d'une partie du personnel et la chapelle. Le rez-de-chaussée d'une partie des bâtiments communique avec celui de la façade, et ils constituent un promenoir assez spacieux et couvert qui peut servir pendant le mauvais temps. Contigu aux services de la pharmacie et de la cuisine, ce promenoir établit une communication facile entre les divers services de l'hôpital. Les salles des malades situées au rez-de-chaussée, au premier et au deuxième étage, contiennent chacune quarante lits et sont parfaitement aérées. Sous les combles ont été aménagés des locaux qui peuvent être utilisés, dans certaines circonstances, pour y loger des malades. Une coutume excellente est établie dans cet hôpital. Elle consiste dans l'alternance des salles. On laisse reposer pendant l'été les salles occupées pendant l'hiver.

Malheureusement, cette coutume ne se concilie qu'avec un nombre limité d'occupants. — De vastes cours, des jardins spacieux, des allées ombreuses complètent cet ensemble et en font un tout harmonieux, qui laisse peu à désirer.

L'alternance des salles n'est possible que lorsque le chiffre des malades n'est pas très-élevé. Ce chiffre augmente-t-il considérablement, force est d'y renoncer. C'est ce qui arriva pour les salles que nous avions occupées pendant les mois d'hiver, et qui avaient été livrées, en juin, aux blanchisseurs et aux maçons.

On fut obligé de les réoccuper dès le 1er août, et M. Fleschhut, médecin en chef de l'établissement, prit la direction de cette division. Mais déjà nos salles (salles 6 et 7), situées au deuxième étage du bâtiment *est*, et celles de notre collègue et ami Ferraton, contenant les fiévreux de l'hôpital, avaient eu tous leurs lits vacants envahis par les typhoïdes des premiers jours, que nous avions dû, à regret (1), admettre au milieu de nos malades, atteints d'affections sporadiques.

On adjoignit aussi, à partir du 1er août, à nos salles 6 et 7, la salle 1re sise au rez-de-chaussée et affectée auparavant au service des blessés. Pareille adjonction d'une salle de quarante lits fut faite au service de M. Ferraton.

Les services se trouvèrent donc constitués dès les premiers jours de la manière suivante :

1° Service de M. Fleschhut, créé à la date du 31 juillet, recevant des typhoïdes, dans des salles nettoyées et blanchies, inhabitées depuis six semaines environ ;

2° Service de M. Ferraton ;

(1) Bien entendu, nous parlons ici de notre opinion personnelle.

3° Service de M. Masse. (Ces deux services, constitués depuis le 1er juin pour les fiévreux de l'hôpital, reçurent les typhoïdes, dès l'apparition de l'épidémie ;

4° Plus tard on créa un service pour M. Dauvé, médecin-major de première classe ;

5° Enfin on institua un service de convalescents, qui fut donné à M. Boulongue, médecin-major de première classe.

Afin d'éviter l'encombrement, des évacuations furent organisées, et les malades en traitement à l'hôpital, avant l'explosion de l'épidémie, furent en grande partie dirigés, les uns sur le Val-de-Grâce, les autres sur le Gros-Caillou. En outre, M. le général gouverneur de Paris s'étant rendu compte de la situation avait décidé, d'après avis médical, l'évacuation du fort de Vincennes, par toute sa garnison, qui, quelques jours plus tard, alla camper sur le plateau de Gravelle. Cette dernière mesure fut, sans contredit, la plus sage qui pût être prise dans la circonstance, et si elle ne mit pas immédiatement fin à l'épidémie, elle la fit entrer certainement dans sa période de déclin, qui fut bientôt suivie de la disparition de la maladie, sous forme épidémique.

Étiologie. — Nous abordons actuellement un chapitre qui a attiré toute notre attention. Sans doute, nous sommes loin de l'époque où l'on considérait la fièvre typhoïde comme une récorporation ou comme une évolution normale de l'organisme, arrivé à une certaine phase de son développement. L'étude des causes de la maladie a subi le contre-coup de la révolution qui s'est opérée, dans les esprits, sur sa nature. La fièvre typhoïde est en effet, pour la plupart des pathologistes de nos jours, le résultat d'une intoxication spéciale, tantôt intrinsèque, spontanée et pro duite par certaines conditions mauvaises inhérentes à l'organisme, tantôt au contraire extrinsèque et engendrée par les agents extérieurs, tels que l'air, l'eau, les émanations, d'égouts, etc., transportant le poison morbide.

Dans les deux cas, l'intoxication peut se propager du centre où elle s'est ainsi produite, et, par voie d'infection, se transmettre aux individus sains et qu'une contamination antérieure n'a pas rendus réfractaires à l'influence de l'agent toxique. Quelle que soit, en effet, l'origine de l'intoxication, elle ne produit tous ses effets que lorsque l'organisme est en état de réceptivité ou d'opportunité morbide. C'est ainsi que se produisent probablement les cas de fièvre typhoïde abortive.

En 1862, en rendant compte d'une épidémie de fièvre typhoïde que nous avions observée à Nemours (province d'Oran), nous insistions surtout sur l'influence des causes débilitantes dans la genèse de la pyrexie. Nous classions, parmi elles, l'arrivée en Afrique de sujets non encore complétement formés ; l'encombrement qui, par cela même qu'il diminue ou contrarie l'hématose, devient une cause puissante de débilitation ; l'absence de sommeil, l'insuffisance d'alimentation, les fatigues excessives produites par les expéditions ou par les manœuvres. — Dans l'épidémie actuelle, quelles causes autres pouvons-nous invoquer ? Parlerons-nous du curage de la Cunette ? Mais qui ne sait que les exhalaisons produites par les détritus végétaux donnent lieu au paludisme et à ses suites funestes ? Or ici rien de semblable. C'était la fièvre typhoïde, telle qu'elle est connue et décrite par tous les auteurs, mais présentant un grand degré de gravité. D'où venait cette gravité excessive ? Pour nous en rendre compte, voyons quels étaient les sujets qu'atteignait la maladie. C'étaient, en général, des jeunes gens de vingt à vingt et un ans, nouvellement incorporés, au moral inquiet et troublé, regrettant leurs parents et les habitudes de la famille. Beaucoup d'entre eux, habitants de la campagne, et n'ayant travaillé qu'au grand air, demeuraient maintenant dans un air confiné, saturé d'émanations humaines et des produits animaux dont sont imprégnés les chaussures et une partie des vêtements. — Étaient-ils réunis en trop grand nombre dans les chambrées, et y-a-t-il eu encombrement ? Les renseignements que nous avons eus ne le démontrent pas (1). Mais si le cubage réglementaire a été respecté, peut-on affirmer qu'il n'y a pas eu encombrement relatif ? Certainement non, car si l'on peut admettre sans danger vingt hommes faits dans une chambrée, il n'en est pas de même des recrues, qui, pour leur hématose, exigent une plus forte proportion d'oxygène. En l'absence de données scientifiques précises sur cette matière, nous ne voulons pas insister sur cet encombrement relatif, à l'aide duquel on pourrait, abstraction faite des autres causes débilitantes, expliquer l'apparition pour ainsi dire annuelle d'épidémies typhoïdes, dans certaines localités.

Outre les causes morales, il existait encore d'autres causes débilitantes dont nous devons tenir compte.

Nous sommes obligé de faire intervenir ici un ordre d'idées que nous voudrions effleurer seulement. L'obligation de l'instruction des recrues s'impose d'elle-même. Aucune considération, si puissante qu'elle soit, ne saurait la faire éluder ! Mais n'y a-t-il rien à tenter pour en atténuer les effets

(1) Depuis que ces lignes ont été écrites, nous avons lu avec intérêt une *Étude sur les casernements*, par M. le Dr Aronssohn, où sont émises des idées dont la réalisation nous paraît possible (V. in *Mémoires de médecine militaire*, 1876, t. III).

fâcheux, s'il en existe ? Nous pensons que c'est œuvre patriotique de rechercher les vices des institutions, quelque utiles qu'elles soient, et, après les avoir constatés, d'y remédier, dans la limite du possible.

Or beaucoup de nos malades, nous dirions volontiers tous, se sont plaints des fatigues excessives qu'ils avaient éprouvées pendant la durée de leur instruction militaire, fatigues encore accrues par des circonstances indépendantes de la volonté humaine et que nous devons signaler. Au lieu d'arriver au régiment en automne, ce qui leur eût permis de subir les travaux et les chaleurs de l'été, après un quasi-acclimatement, ces recrues ont rejoint leurs corps au printemps et ont été soumises aussitôt aux travaux de l'instruction et peu après, par une fatale exception, elles avaient à supporter les ardeurs d'une chaleur excessive, comparable à celle d'Afrique, et contre lesquelles elles ne pouvaient se prémunir.

Mais ce n'est pas tout encore. Toutes les causes débilitantes devaient agir sur ces malheureux jeunes gens, car à peine leur instruction était-elle parvenue à un certain degré, que l'inspection générale eut lieu, et nul n'ignore que c'est alors surtout que se déploie toute l'activité de cette ruche de travailleurs, qui porte le nom de régiment.

Continuons l'énumération des causes débilitantes. Il y en avait de locales. Les latrines du fort, destinées aux hommes, étaient détestables (1). Elles communiquaient avec le sol du fossé qui recevait, par infiltration, les déjections liquides. L'urine de plusieurs générations avait infecté ce terrain, qui produisait des émanations, dont l'odeur pé-

(1) On y a fait des travaux de réparation.

nétrait jusque dans quelques chambrées du voisinage. Le curage du fossé et l'exposition au grand air des détritus qu'on y avait trouvés doivent aussi être cités. Enfin les conditions bromatologiques étaient mauvaises. Nous ne reviendrons pas sur elles, nous en avons suffisamment parlé plus haut.

Citons quelques exemples à l'appui de tout ce que nous venons de dire.

Chaussin (Claude), du département de la Nièvre, est arrivé au 32e régiment d'artillerie le 14 mars 1874. Quatre jours après, il est mis à l'instruction qui le fatigue, surtout pendant les chaleurs. Malgré le dur labeur auquel il est soumis (exercice de six à neuf heures du matin, de onze heures à midi et de trois à quatre heures), il se nourrit mal, parce qu'il ne pouvait manger la soupe, qui était mauvaise. Les haricots qu'on y mettait avec du riz ne cuisaient pas. Recevant de l'argent de sa famille, il allait à la cantine pour suppléer à l'insuffisance de sa nourriture. Il a eu de la diarrhée, qui a été suivie de faiblesse générale et, trois ou quatre jours plus tard, de l'anorexie accompagnée de coliques. Cet état a persisté pendant cinq à six jours, et alors il y a eu des accès fébriles, qui ont déterminé son entrée à l'hôpital.

Lecques (Achille), du 13e d'artillerie, est au service depuis dix-neuf mois ; mais, son instruction militaire étant incomplète, il travaillait avec les recrues et se fatiguait beaucoup.

Voici le tableau de travail d'une journée donné par lui :

Réveil à quatre heures et demie. Appel et pansage à cinq heures. Manœuvres à six heures et demie. A huit heures et demie, retour à l'écurie, bouchonner les chevaux et soigner le harnachement. Soupe à dix heures. Corvées, à onze heures et demie, au polygone ou au vieux fort. Pansage de trois à quatre heures et demie. Soupe après le pansage. Ajoutez-y les gardes de police, d'écurie, les écoles, etc. Il était fatigué par le travail, et la nourriture laissait beaucoup à désirer, à cause des haricots qu'on ne pouvait manger.

Trois semaines à peu près avant son entrée à l'hôpital (qui

eut lieu le 30 juillet), se sentant fatigué, il s'était rendu à la visite du médecin du régiment, qui l'avait exempté de service. Mais ses camarades, le voyant manger comme à l'ordinaire, l'accusèrent de simuler une maladie, et il reprit son service jusqu'au 27. Il était de garde ce jour-là. La fatigue était plus intense et il s'y était joint de l'anorexie. En quittant son service, il alla se coucher et ne prit aucune nourriture. Comme l'inspection avait lieu le 29, il conduisit après le réveil ses chevaux au polygone, et à son retour au quartier, à dix heures, il se remit au lit et dormit jusqu'au lendemain. Le 29, il entra à l'infirmerie et y dormit encore le jour et la nuit, et le 30 il vint à l'hôpital.

Plocque (Joseph), du 13e d'artillerie, est au régiment depuis le 4 mars 1874. A son arrivée, il fut logé dans une chambrée de vingt-deux hommes, occupée par dix-neuf ou vingt hommes au maximum. La nourriture n'était pas bonne. Les haricots qu'on mettait dans la soupe n'étaient pas cuits, et la viande était de mauvaise qualité. Il a été souvent à la cantine pour subvenir à l'insuffisance de l'alimentation.

Les exercices l'ont longtemps fatigué, à cause des chaleurs et de l'absence de repos. Il détaille l'emploi du temps de la manière suivante : A cinq heures du matin, appel et pansage. A six heures et demie, boute-selle et à cheval depuis six heures trois quarts jusqu'à neuf heures. Soupe à neuf heures et demie. Aussitôt après astiquer les armes, manœuvres à pied, de onze heures jusqu'à une heure, et ensuite théorie dans les chambres jusqu'à deux heures. A trois heures, pansage et manœuvres jusqu'à cinq heures. Soupe. École de six à sept heures. Appel à neuf heures, et avant cet appel on se préparait pour le lendemain.

Nous pourrions ajouter une foule d'exemples à ceux que nous citons. Cela est inutile. Ceux-ci suffisent pour démontrer que nos malades ont accusé deux causes principales: 1° la nourriture insuffisante ; 2° les fatigues. Quelques-uns y ajoutaient l'influence d'une température élevée.

Devons-nous à ces causes joindre l'action des émanations putrides des fosses d'aisances, comme le dit Murchison, et comme cela paraît avoir été constaté pour le fort de Courbevoie (1), celle de l'eau potable par suite d'infiltrations, comme l'admettent Muller, Valz, Maclagan et quelques autres? Rien ne prouve d'une manière péremptoire l'intervention de ces causes dans l'appariton de l'épidémie. Toutefois l'étude de cet ordre de causes s'impose à nous, à cause de l'importance qu'elle a prise en ces derniers temps, et de l'intérêt qui s'y rattache.

Un des premiers, Budd, en Angleterre, élargit l'étiologie de la dothiénentérie. Il admit qu'elle résultait d'un principe spécifique organisé et vivant, développé par les typhoïdes eux-mêmes, principe répandu dans l'air ambiant et se propageant au dehors de son lieu d'origine. L'air atmosphérique et surtout les fosses et les égouts des vidanges servent de véhicules à ce principe ou plutôt à ce germe contagieux, dont l'impalpable petitesse a imposé, à tort, l'opinion du développement spontané de la pyrexie — Murchison vint ensuite et, tout en acceptant l'origine spontanée de la fièvre typhoïde, il admit que les émanations putrides des fosses d'aisances et des égouts pouvaient développer aussi le contagium, qui était susceptible de se disséminer par tous les moyens et principalement par les eaux dans lesquelles il s'infiltre. — Pour résumer la doctrine de ces auteurs, on peut dire, suivant une expression originale, que pour eux les égouts et les conduits des vidanges sont la continuation de l'intestin malade et la source la plus constante de la fièvre typhoïde.

(1) Quelques observateurs ne sont point éloignés d'admettre cette influence des émanations putrides. Ils citent, à l'appui, des casernes où des épidémies de fièvre typhoïde auraient coïncidé avec l'interception du cours des matières dans les conduits, et le reflux dans les chambrées d'une certaine quantité des gaz qui s'en dégageaient.

Ces opinions ont eu des partisans en France, et M. Guenau de Mussy, dans un travail lu à l'Académie de médecine le 28 novembre 1876, tend à établir que la fièvre typhoïde est essentiellement contagieuse et qu'il est douteux qu'elle puisse se développer en dehors de la contagion. Les agents de cette contagion se trouvent surtout dans les déjections des malades et dans les égouts qui les reçoivent. En désinfectant ces déjections, on aurait de grandes chances d'empêcher la contagion. En outre, les égouts ne devraient pas communiquer avec l'air libre ni avec les conduits qui pénètrent dans les maisons. Ils devraient être séparés de ces derniers par des soupapes.

En Allemagne, un autre ordre d'idées a prévalu, et les recherches se sont portées sur les couches profondes du sol et sur les eaux qui les baignent. Pettenkofer, à Munich, paraît avoir établi, qu'il existe dans une période de temps donnée, une corrélation entre les décès par dothiénentérie et les fluctuations des hauteurs de la couche d'eau souterraine. Diverses interprétations ont été données du mode d'action des fluctuations de la couche d'eau souterraine pour la génération des maladies infectieuses épidémiques. Pour les uns, l'abaissement du niveau de cette nappe d'eau diminue la quantité d'eau contenue dans les puits, et alors les eaux d'infiltration qui pénètrent dans ces derniers n'y arrivent qu'après avoir été souillées par les détritus organiques en fermentation, par le voisinage des égouts, des fosses d'aisances. — Pour les autres, la nappe souterraine, en se retirant, laisse à nu les couches profondes du sol imprégnées de matières en voie de décomposition, dont les gaz et les particules infectieuses, en se dégageant, pénètrent dans les habitations. Ailleurs on attribue la prédominance d'action dans la production de ces affections, à la fréquence et à l'étendue des oscillations de la nappe d'eau souteraine, ces oscillations étant considérées en elles-mêmes, et pour ainsi dire indépendamment des modifications secondaires du sol qui les accompagnent.

Dans le but de vérifier ces divers points de vue, on s'est mis, dans plusieurs villes de l'Allemagne et de la Suisse, à dresser la courbe des oscillations des couches d'eau souterraine, et à comparer cette courbe avec celle de la marche et de la fréquence de la fièvre typhoïde.

Cette nouvelle voie, ouverte à l'activité des obsevateurs, n'a pas tardé à être explorée en France. Dans un travail inséré dans la *Gazette hebdomadaire*, M. Vallin a donné un aperçu du parti utile qu'on pourrait tirer de ce genre d'étude à Paris, et, quoique le résultat obtenu ne réponde pas complétement aux espérances, il est cependant assez encourageant pour continuer ce genre de recherches.

Nous sommes, certes, loin de vouloir combattre ce courant de l'opinion médicale actuelle. Nous comprenons que, dans le vague qui entoure la genèse de la dothiénentérie, on étende le champ de l'observation et qu'on aborde cette question sous des faces qui n'ont point encore été envisagées. Cependant, nous ne pouvons point rejeter complétement l'expérience acquise, ni les enseignements qui découlent de certaines épidémies que nous avons vues, et de faits que nous avons constatés. En 1861, nous avons eu à combattre à Nemours (province d'Oran), une épidémie de fièvre typhoïde qui a sévi dans une caserne qui n'avait certainement aucune communication avec des égouts, et cela pour la raison bien simple, que la ville, d'origine toute récente, n'avait pas pu encore être dotée de ce complément du service de la voirie.

Des fosses (feuillées), creusées au bord de la mer, à une assez grande distance de toute habitation et particulièrement de la caserne, recevaient les déjections humaines. Cependant la fièvre typhoïde apparut épidémiquement dans ce casernement qui n'avait aucune connexion avec des égouts. — En 1864, après une expédition des plus fatigantes dans le sud de l'Algérie, les troupes, à peine rentrées à Aumale (province d'Alger), présentèrent une petite épidémie dothiénentérique. Or, elles avaient vécu dans les mois précédents au grand air, et n'avaient pu être contaminées par des eaux d'égouts!

Outre ces deux faits, nous voulons appeler l'attention sur la rareté relative de la fièvre typhoïde dans les pays chauds, rareté telle, que certains esprits, plus ingénieux que patients, y avaient trouvé motif à la promulgation de la loi de l'antagonisme. Est-ce que les cités populeuses de l'Inde et de l'Afrique sont dépourvues d'égouts ou de conduits analogues (1)? Nous pouvons répondre hardiment pour Alger, car il en vient des hauteurs de la Casbah qui datent d'une époque très-reculée, et par conséquent bien antérieure à la conquête, et, malgré ces conduits, la fièvre typhoïde y est si peu commune, que, longtemps, on y a admis la fameuse loi de l'antagonisme.

Enfin, si la dothiénentérie devait être réellement attribuée à l'influence des égouts, pourquoi existerait-elle de préférence à une période déterminée de la vie? Pourquoi l'adolescence lui payerait-elle un si grand tribut? Pourquoi les casernes, les pensionnats seraient-ils plus ordinaire-

(1) Le choléra, dira-t-on, sévit sur les villes de l'Inde. Nous le savons et nous demandons s'il y a antagonisme entre le choléra et la fièvre typhoïde, et si les germes contagieux de l'un exterminent ceux de l'autre dans les eaux du Gange et du Brahmapoutra.

ment atteints? Mystère, dira-t-on. Oui, mais pas absolu, pas à tel point qu'il faille absolument invoquer des causes inédites et exclusives. L'ordre d'idées nouvelles émises sur la genèse du produit zymotique ne nous répugne nullement, mais nous ne croyons pas qu'on y trouve la cause unique de l'origine du ferment. Sans doute, dans cet ordre d'idées, une grande latitude est acquise à l'initiative des chercheurs ! L'étude des miasmes, des ferments, des zymases est pleine d'obscurités, et hérissée de difficultés; mais est-ce une raison pour rejeter les principes, pour ainsi dire, sanctionnés par l'expérience des siècles? Ne tenons-nous donc plus compte de l'influence fâcheuse et inconsciente que, dans la vie de famille et dans l'air confiné de nos demeures, les organismes humains exercent les uns sur les autres? Sans rappeler ici les travaux sur l'air des cafés, des salles de théâtre, etc., nous sommes autorisé à admettre que l'athmosphère de nos habitations est incessamment viciée par nos sécrétions et nos exhalations et par bien d'autres causes encore, et c'est là cependant notre *pabulum vitæ!* C'est cette altération de l'air que nous respirons, et qui sert aux fonctions si importantes de l'hématose, c'est cette viciation de cet aliment primordial qui intervient, suivant nous, d'une manière toute spéciale, dans la genèse de la dothiénentérie, surtout lorsqu'elle coexiste avec d'autres causes débilitantes. Elle agit avec d'autant plus d'énergie qu'il y a plus d'encombrement d'organismes sains dans le même local, plus d'acide carbonique et de produits organiques fermentescibles, susceptibles de le contaminer.

Un détail qui nous a frappé et que nous devons consigner. Depuis que nous remplissons les fonctions de médecin de l'état-major de la place de Paris, il nous arrive assez souvent de visiter des malades dans des maisons où, soit par vice de construction, soit par l'incurie du concierge, il existe, dans la cage de l'escalier, un air sinon méphitique, du moins stagnant, car les fenêtres n'y sont jamais ouvertes, et quelquefois même, par excès de précaution, elles sont clouées afin d'éviter le bris malencontreux d'une vitre! Or l'air des appartements a des échanges continuels avec celui de l'escalier. Comment ne se ressentirait-il pas de ce voisinage? Il est déjà altéré avant de servir à la respiration, que doit-il être après?

Encore une fois, nous n'excluons pas les autres causes qui peuvent intervenir dans la production de la fièvre typhoïde, mais nous pensons que c'est surtout la question de l'air qui doit être étudiée. Il faut que l'air soit en quantité et qualité suffisantes. Altéré, il devient cause de maladie. Et c'est aussi probablement à cause de la facile aération des demeures dans les pays chauds, que la dothiénentérie y est plus rare que dans les climats tempérés et froids.

Nous avons dit plus haut que nos malades étaient des jeunes gens de vingt à vingt-cinq ans. Or on sait, par les statistiques, que c'est de quinze à trente ans, que la fièvre typhoïde a son maximum de fréquence. Des auteurs ajoutent que les constitutions fortes sont plus exposées que les autres et que les maladies chroniques graves (tuberculose, mal de Bright, maladies du cœur, du foie, etc.) confèrent une certaine immunité contre l'iléo-typhus (1). Sans accepter d'une manière absolue ces opinions, nous devons cependant reconnaître que l'affection a présenté chez certaines constitutions fortes une gravité très-grande. Nous avons une autre particularité à signaler, c'est l'influence fâcheuse exercée sur la mala-

(1) V. Jaccoud, t. II, p. 730.

die par l'intervention d'une volonté énergique. Cela a l'air d'un paradoxe, et cependant c'est l'expression d'un fait que nous avons constaté plusieurs fois. Nous nous rappelons entre bien d'autres un sous-officier du nom de Gobert, du 32e d'artillerie. Ce jeune homme très-vigoureux, excellent serviteur et d'un moral fortement trempé, avait continué son service, jusqu'au jour de son entrée à l'hôpital. Le matin même il avait encore fait une course à cheval. Or quelques heures plus tard il était dans un état d'hébétude qui permettait à peine d'en obtenir quelques vagues renseignements, et il présentait en outre tous les symptômes de la maladie arrivée au huitième ou au dixième jour. Informations prises au régiment, nous apprîmes qu'il s'était plaint de malaise, de lassitude, de faiblesse générale, etc., et que, nonobstant, il aurait voulu faire son service de fourrier. Ne serait-ce pas la cause de la gravité plus grande de la pyrexie chez les hommes fortement constitués, qui, laissant ainsi marcher la maladie, restent plus longtemps exposés dans le milieu infectieux qu'ils ne quittent que lorsqu'une atteinte profonde est déjà portée à l'organisme?

Quant à l'immunité produite par les affections chroniques, nous pouvons affirmer que la tuberculose ne la confère point, car, dans quelques-unes de nos autopsies, nous avons trouvé coexistant avec les lésions de la dothiénentérie des preuves évidentes de tuberculose.

Nous n'avons plus qu'à ajouter quelques mots relatifs à la saison. On sait que, dans l'Europe centrale et l'Amérique du Nord, le plus grand nombre des épidémies typhoïdes se montre en automne. Celle de Vincennes s'est manifestée en plein été et a duré de la fin de juillet à la première quinzaine d'octobre.

La dothiénentérie atteint rarement deux fois le même individu. Nous avons eu cependant un malade qui a présenté une deuxième atteinte, après avoir été soigné dans le service de M. Dauvé, où son observation avait été prise avec soin par M. le médecin aide-major, docteur Louza. La pyrexie avait suivi chez lui son cycle tout entier, et il était en apparence, du moins, complétement guéri, à sa sortie des salles de M. Dauvé. Il mangeait à la caserne comme ses camarades bien portants et jouissait d'une bonne santé, lorsqu'il fut repris au bout de quelques jours d'un accès fébrile auquel succédèrent bientôt tous les symptômes d'une fièvre typhoïde de moyenne intensité, dont il guérit dans notre service. Était-ce là une rechute ou réversion? Nous inclinons plutôt vers l'idée d'une récidive, quelque rare qu'elle soit.

Anatomie pathologique. — L'anatomie pathologique de la fièvre typhoïde est si bien connue que nous pourrions presque nous dispenser de décrire les altérations que nos autopsies nous ont fait voir, tant elles sont semblables à celles qui sont indiquées dans les auteurs. Mais, comme nous avons pris à tâche de faire la description de cette épidémie, nous sommes forcé de parler des altérations que nous avons trouvées.

Les lésions pathognomoniques de la pyrexie typhoïde existent dans l'intestin grêle, sur la valvule iléo-cœcale et dans les ganglions mésentériques. Dans l'intestin grêle, outre une injection plus ou moins prononcée de la muqueuse, on a remarqué dans tous les cas l'altération des plaques agminées de Peyer et des follicules isolés (1).

(1) Quoique, d'après certains anatomistes, les follicules de Brunner (V. Kölliker) n'existent que dans le duodenum, nous indiquerons sous ce nom, à l'exemple des anatomopathologistes, les saillies folliculaires coniques, arron-

Les plaques ordinairement ovalaires, variables d'étendue depuis un jusqu'à 6 et 8 centimètres, ont été quelquefois dures, plus souvent molles. Composées d'un amas de follicules clos qui ne sont pas toujours tous lésés, elles ont été tantôt altérées dans toute leur étendue, tantôt seulement dans une partie de celle-ci, soit à une de leurs extrémités, soit à leur centre ou ailleurs. Leur face superficielle ou muqueuse a été trouvée souvent régulière; d'autres fois irrégulière et comme fongueuse, quelquefois réticulée ou aréolaire. Dures, elles avaient un relief bien marqué sur la muqueuse voisine. Molles, ce relief était en général bien moins prononcé. Les plaques les plus fortement altérées se trouvaient le plus souvent dans le voisinage de la valvule iléo-cœcale et sur cette valvule même. Sur le même sujet nous avons vu très-souvent des plaques altérées, en petit nombre, dans le voisinage de la valvule, tandis que plus haut, dans l'intestin, toutes les autres paraissaient complétement normales. Nous croyons avoir constaté par maints exemples que les plaques dures amènent plus rapidement la mort que les plaques molles. Peut-être est-ce là une illusion, car il est possible que les plaques molles succèdent aux plaques dures. Il en résulterait que, lorsque la mort survient rapidement, on trouverait à l'autopsie des plaques dures, tandis que, lorsqu'elle a lieu plus tard, elles seraient molles.

Quelle est l'altération des plaques? C'est une infiltration hyperplasique formée de cellules et de noyaux qui occupent les cavités folliculaires et les cellules lymphatiques qui normalement sont situées dans ces cavités. Les masses cellulaires

dies, ressemblant par leur forme et leur volume à de grosses pustules. Nous les distinguerons ainsi des follicules plus petits qui constituent la psorentérie.

de nouvelle formation peuvent être résorbées en subissant une transformation granulo-graisseuse, mais souvent elles sont frappées de nécrose et avec elles le tissu dans lequel elles sont infiltrées. De là naît ce que nous avons désigné dans nos observations sous le nom de *matière jaune amorphe* qui présente au microscope des granulations extrêmement petites, de petites cellules non nucléolées, plus petites que celles du mucus et du pus, des cellules épithéliales et quelquefois des globules de graisse. C'est un état grangréneux qui débute souvent par l'épithélium de la muqueuse distendue et qui envahit ensuite la muqueuse, la glande et les tissus sous-jacents, s'arrêtant souvent à la tunique musculeuse, mais franchissant quelquefois celle-ci, atteignant la séreuse et aboutissant alors aisément à la perforation, et à sa suite presque inévitable, la mort.

Lorsque la nécrose n'occupe qu'une portion de l'épaisseur de la paroi intestinale, le corps amorphe est éliminé et à sa place se trouve une ulcération unique ou multiple.

L'infiltration, d'après quelques auteurs allemands, ne serait point limitée aux plaques et aux follicules. Elle envahirait leur périphérie, pénétrant plus ou moins profondément dans le tissu sous-muqueux, dans la tunique musculeuse, formant même de petits foyers dans la séreuse. Nous n'avons rien vu de semblable, et les plaques agminées et les follicules isolés ou réunis au nombre de 2 à 4, nous ont toujours paru être le siége des ulcérations.

En même temps que les plaques de Peyer, les follicules isolés ou de Brunner ont été très-souvent altérés. Ceux-ci, lorsqu'ils ont été ulcérés, ont présenté un aspect spécial, cratériforme. Sur leurs bords, comme sur ceux des plaques de Peyer, la muqueuse qui limite l'ulcération est souvent décollée, dans une petite étendue. Non ulcérés, les follicules de Brunner hyperplasiés ont quelque rapport avec une éruption varioliforme. Lorsque les follicules isolés sont moins développés, mais, en général, plus confluents, ils constituent la psorentérie.

La muqueuse qui sert de substratum à tous ces follicules est ordinairement fortement hyperhémiée. Elle est ramollie et imbibée de sucs. Cette hyperhémie, rarement générale dans l'intestin, occupe des portions de muqueuse plus ou moins étendues, situées plus souvent dans le voisinage de la valvule qu'à l'extrémité opposée de l'intestin grêle. Dans deux cas, nous avons trouvé l'appendice iléo-cœcal manifestement tuméfié, agrandi de volume.

D'après les travaux modernes, les follicules clos ne sont que des organes lymphoïdes en connexion intime avec les origines du système lymphatique, aussi les ganglions mésentériques auxquels aboutissent les vaisseaux lymphatiques sont-ils développés, hypertrophiés, fortement colorés en rouge. Nous avons vu quelquefois leur tissu ramolli, parfois réduit en une pulpe molle, et d'autres fois transformé en grande partie en un liquide putrilagineux.

Ces altérations que nous venons de décrire sont propres à la fièvre typhoïde. Elles sont caractéristiques de la maladie en général. Dans l'épidémie dont nous nous occupons, il s'est présenté une altération spéciale, qui a été si universelle que nous n'avons pu nous empêcher de la rattacher à une cause qui aurait agi sur tous nos malades, à l'insuffisance de l'alimentation. Cette altération siégeait dans l'estomac, qui était comme divisé en deux portions bien distinctes, l'une cardiaque, remarquable par une injection très-vive qui occupait une étendue de 8 à 10 centimètres carrés, l'autre pylorique, qui avait la couleur normale de la muqueuse. Cette injection, dans la plupart des cas, était si prononcée, qu'elle se transformait en une véritable ecchymose de toute l'épaisseur de la muqueuse. L'estomac contenait assez souvent un liquide brunâtre, d'une odeur fétide ou nauséabonde.

Pour ne rien omettre, disons aussi que, dans quelques autopsies, nous avons noté des lésions dans le gros intestin et principalement dans le cœcum, où la muqueuse fortement injectée était assez souvent atteinte d'exulcérations qui siégeaient sur de tout petits follicules. Dans quelques cas très-rares, ces follicules se développant davantage s'ulcéraient à leur centre, qui présentait aussi de la matière jaune amorphe.

Rate. — D'un brun violet ou chocolat à sa face externe, de couleur lie de vin à l'intérieur, la rate a été trouvée, dans toutes les autopsies, augmentée de volume. Elle a atteint parfois jusqu'à 20 et 24 centimètres dans son diamètre longitudinal, 10 à 12 dans son diamètre transversal et 6 à 10 dans le diamètre vertical. Son tissu généralement mou quoique crépitant sous la pression a été, au contraire, rarement consistant, ferme et non crépitant. Dans la majorité des cas, le tissu pressé entre les doigts ne laissait point écouler de boue splénique, comme cela se voit dans la fièvre pernicieuse.

Dans quelques cas nous avons trouvé des infarctus. Chez un de nos malades, le nommé Goisbault, la rate avait 15 centimètres de longueur sur 12 de largeur et 8 d'épaisseur, et présentait à l'extérieur une couleur d'un gris ardoisé, coupée par de larges bandes blanches ou plutôt d'un blanc rougeâtre. Ces bandes, de 3 à 5 centimètres de longueur sur un à un et demi de largeur, donnaient au toucher une sensation particulière de mollesse, et une pression un peu énergique en faisait sourdre du sang. Quelques-unes avaient une consistance plus grande, mais, en les incisant, on remarquait que les unes et les autres répondaient à des infarctus énormes qui avaient converti le tissu de la rate, d'un rouge vineux, en un tissu homogène d'un rouge plus vif, tranchant sur le tissu voisin, de couleur lie de vin. Quelques-uns de ces infarctus étaient constitués par du sang en nature, d'autres étaient en voie de transformation, et du pus existait à leur centre. Chez un autre malade, du nom de Lascaud, on a découvert une collection purulente entre la rate et l'épiploon gastro-splénique, collection qui était en rapport avec un infarctus splénique de 5 à 6 centimètres de hauteur, de couleur blanc grisâtre, d'aspect grumeleux, parfaitement isolé, à tel point qu'on a pu l'énucléer comme s'il avait été entouré d'une pseudo-membrane. Le tissu splénique voisin était d'un rouge lie de vin, assez résistant et crépitant sous la pression, tandis qu'au niveau de l'infarctus il était très-mou.

Foie. — Le foie, qui est généralement hypérhémié dans la fièvre typhoïde, nous a paru, dans cette épidémie, contenir très-peu de sang et comme exsangue. Il était aussi plutôt diminué qu'augmenté de volume. Sa couleur, d'un rouge pâle à l'extérieur, et d'un brun pâle à l'intérieur, était d'autres fois d'un brun jaunâtre partout. Son tissu était tenace, un peu sec, résistant à la pression, peu friable. Sa coupe était lisse. Quelquefois cependant on y a trouvé des infarctus et, chez Candrelier, nous avons remarqué qu'il avait à l'extérieur une couleur rouge-brun, tandis qu'à l'intérieur il avait son aspect granité ou moucheté presque normal. Le bord convexe du grand lobe était ramolli dans le cinquième supérieur de l'organe. Ce ramollissement était dû à un mélange intime du sang avec le tissu hépatique.

Les cellules de ce foie, examinées au microscope, furent trouvées normales, mais elles étaient mêlées avec une quantité énorme de globules sanguins.

La bile, ordinairement peu abondante, était d'un jaune pâle, diffluente, rarement poisseuse et d'un vert foncé.

Dans quelques-unes de nos autopsies nous avons noté que les cellules du foie étaient grannuleuses et nullement nucléolées. Dans d'autres il y avait des cellules nucéolées à un ou deux nucléoles.

Organes de la circulation et de la respiration. — Le cœur nous a paru avoir son volume habituel. Il était flasque et mou. Ses cavités, ordinairement vides, contenaient parfois un peu de sang liquide, sirupeux, avec quelques légers caillots fibrineux ou gélatiniformes. Le tissu cardiaque était mou, mais ne se déchirait pas sous l'effort d'une pression assez forte. L'endocarde imbibée de sang a présenté parfois l'aspect de l'endocardite végétante, et la tunique interne de l'aorte des zones d'hyperhémie plus ou moins étendues. Les fibres musculaires, manifestement striées chez quelques-uns, avaient perdu leur situation chez d'autres, et avaient subi un commencement de transformation granulo-graisseuse.

Dans quelques cas nous avons trouvé une surcharge graisseuse à la base des ventricules et sur le bord du ventricule droit. Une fois il existait une hypertrophie du ventricule gauche, et plusieurs fois nous avons constaté des traces de péricardite récente. Dans quelques autopsies nous avons constaté dans le péricarde la présence d'une sérosité citrine, qui ne paraissait pas devoir être rapportée à un état phlegmasique.

Les poumons ont été altérés chez tous nos malades. Tantôt simplement engoués, ils étaient d'autres fois œdémateux dans les lobes inférieurs. Dans quelques cas, il existait avec l'engouement une splénisation dans une étendue plus ou moins considérable de ces mêmes lobes. Dans d'autres on remarquait, avec un état d'engouement peu prononcé, des infarctus en plus ou moins grande quantité, sous forme de taches noires dessinées sur un fond d'un rouge pâle.

La muqueuse bronchique était généralement hyperhémiée, d'un rouge sombre et en contact avec un spume plus ou moins rougeâtre.

Nous avons aussi trouvé, rarement il est vrai, un épanchement purulent dans les plèvres. Enfin, dans quelques cas, nous avons vu la preuve évidente de la tuberculose en voie d'évolution. C'est ce que nous avons vu chez Edon, dont le poumon gauche engoué contenait des tubercules crus, disséminés, tandis que le poumon droit n'avait pu être extrait de la poitrine, sans déchirure du sommet envahi par une tuberculisation des plus intenses. Les tubercules étaient miliaires, durs, et le lobe supérieur ne paraissait constitué que par une trame fibro-celluleuse, hérissée de petites granulations. Le lobe moyen était splénisé, et le lobe inférieur était représenté par une lame fibro-celluleuse, fixée à une néomembrane épaisse, fibro-cartilagineuse, qui de la dixième côte s'étendait au diaphragme, et limitait ainsi l'extrémité inférieure de la cavité thoracique, jadis siége d'une pleurésie.

A la suite des lésions signalées dans les organes de la circulation et de la respiration, il est à propos d'indiquer celles que peut offrir le sang. « Cette altération, dit Jac-« coud (t. II, p. 737) est complexe. La fibrine et les « globules rouges sont diminués, les globules blancs sont « augmentés au début (leucocytose typhoïde); l'albumine « et les matériaux solides du sérum tombent au-dessous « de la normale. La proportion d'oxygène s'abaisse, tandis « que celle d'acide carbonique est accrue, et, d'après Coze « et Feltz, il y a diminution de l'urée et augmentation de « sucre. Les mêmes observateurs ont constamment trouvé « des bactéries. que Tigri a également signalées dans le « sang des veines pulmonaires et dans le cœur; mais Le-« bert n'a pu encore en constater la présence. »

Disons que, dans les nombreuses observations faites sur le sang de nos typhoïdes, soit pendant la vie, soit après la mort, il nous a été impossible de trouver des bactéries.

Quant à l'augmentation des globules blancs, nous ne l'avons pas constatée non plus. Nous avons toujours vu les globules rouges parfaitement constitués et n'offrant aucune altération appréciable. Pour ce qui concerne la diminution de l'albumine, elle est parfaitement admissible d'après l'examen de l'urine qui contient presque toujours, dans les cas graves, une notable proportion de ce principe immédiat. Nous pouvons faire la même remarque pour l'urée, que nous avons trouvée en excès, dans l'urine d'un assez grand nombre de nos typhoïdes.

Reins. — Les reins ont donné lieu aux remarques suivantes : simplement hyperhémiés dans leurs diverses couches, lorsque le décès était survenu rapidement, de couleur rouge, plus ou moins sombre, principalement dans les pyramides, à capsule plus ou moins adhérente au tissu cortical, ils changeaient d'aspect lorsque la mort était plus tardive. Ils étaient alors d'un rouge brun, dans une partie de la couche corticale, grisâtres ailleurs, ou bien encore ils apparaissaient pâles à l'extérieur, et sur ce fond pâle se dessinaient des capillaires très-finement injectés, disposés en étoiles. La couleur grise pénétrait dans la profondeur de la couche corticale, envahissant les tubes de Bellini et leur faisant subir la transformation granulo-graisseuse. La transformation s'arrêtait généralement aux confins des pyramides, qui tranchaient par leur couleur sombre sur le tissu grisâtre voisin.

Il nous reste à indiquer les altérations du système nerveux cérébro-spinal. Dans presque toutes nos autopsies, nous avons constaté une hyperhémie très-évidente des méninges, siégeant principalement dans la dure-mère et dans la pie-mère des circonvolutions latéro-externes des hémisphères. Sous l'arachnoïde nous avons toujours remarqué une assez grande quantité de liquide céphalo-rachidien qui, vu par transparence, communiquait à la membrane, surtout au niveau des anfractuosités, une teinte laiteuse, opalescente, qu'une ponction et l'écoulement consécutif du liquide faisaient disparaître. La couche corticale du cerveau, au niveau de l'injection de la pie-mère, offrait un pointillé manifeste. Le centre ovale de Vieussens était sablé, et dans les ventricules latéraux existait un peu de liquide sanguinolent. Les plexus choroïdiens ont été trouvés quelquefois injectés. — La consistance du tissu cérébral était normale, rarement diminuée. Dans un cas nous avons vu un épanchement sanguin en nappe sous la dure-mère (le malade avait été soumis au traitement de Brand). Dans deux cas où nous avions constaté des symptômes de méningite spinale, nous avons noté, une fois, une consistance plus grande du bulbe et de la partie supérieure de la moelle; et une autre fois une hyperhémie des vaisseaux qui rampent à la surface de la moelle.

Le mésocéphale, la voûte à trois piliers, le cervelet n'ont donné lieu à aucune remarque particulière.

Au microscope nous n'avons point constaté d'altérations ni dans les cellules, ni dans les fibres nerveuses de la masse céphalo-rachidienne.

Symptômes. — Nous avons eu un certain nombre de cas de fièvre typhoïde très-légère; d'autres ont eu une intensité plus grande, quoiqu'ils aient été bénins ; enfin un plus grand nombre a eu une gravité insolite. Si nous recherchons les causes de cette gravité, nous les trouvons, sans doute, dans celles que nous avons mentionnées plus haut, mais nous devons y ajouter quelques détails. Il faut en effet tenir compte de l'encombrement qui n'a pas cessé d'exister dans nos salles, depuis les premiers jours, et qui s'y est maintenu jusqu'à la fin.

La fièvre typhoïde est ordinairement une maladie grave, à symptômes variés, qui succèdent souvent les uns aux autres, qui d'autres fois s'enchevêtrent les uns dans les aufres, et en rendent la description difficile. Chomel et son école la divisent en trois périodes, sans compter les prodromes; chacune des trois périodes, quoique ayant une durée variable, pouvant être évaluée à sept jours. Il nous paraît plus juste de suivre dans notre description les idées modernes. Nous avons dit que la dothiénentérie est le résultat d'une intoxication. Cette intoxication a lieu bien rarement d'une manière brusque, instantanée. Elle survient comme dans les maladies infectieuses, plutôt lentement, insidieusement (1). Aussi, lorsque l'affection est sporadique, y a-t-il souvent une période pleine d'hésitation et de doute, pendant laquelle elle ne peut, pour ainsi dire, qu'être devinée, parce qu'elle n'est qu'en voie de développement et ne présente qu'une partie de ses symptômes. Il n'en est pas ainsi en temps d'épidémie. Les premiers symptômes sont frappants et ils forcent le diagnostic. Il est vrai que quelquefois on peut être exposé à trop se presser et à porter un diagnostic que l'événement démentira, mais ces cas sont rares, et l'erreur sera le plus souvent évitée, grâce à un peu d'attention.

En tenant compte de ce que nous venons d'exposer, nous pouvons décrire les symptômes précurseurs de la maladie; puis, la maladie étant constituée, nous la diviserons en deux périodes : 1° période d'intoxication ayant son début ou invasion, son augment et son état; 2° période de terminaison. Celle-ci a lieu : 1° par la reconstitution lente de l'économie dans son intégrité primitive; 2° par l'arrêt rapide de la marche de la maladie et la guérison, sans qu'elle parcoure toutes ses phases; 3° par la mort.

Presque tous nos malades ont eu des prodromes. Ceux-ci n'ont point été uniformes. Souvent ils se sont manifestés par de la faiblesse générale accompagnée de céphalalgie, de courbature avec douleurs contusives dans les membres et dans les lombes, de soif, d'anorexie et quelquefois de bourdonnements d'oreilles, de vertiges, d'insomnie et d'épistaxis. Des frissons légers ou un violent frisson suivi de chaleur et de sueurs survenaient après quelques jours, et la

(1) Nous avons eu cependant, dans le cours de notre pratique, l'occasion de voir quelques cas de fièvre typhoïde à début brusque.

période d'intoxication ou du début réel de la maladie commençait. D'autres fois la plupart des phénomènes sus-énoncés s'étaient manifestés, mais à aucun moment n'étaient apparus ni frissons ni accès fébriles, et cependant la pyrexie existait d'une manière indubitable.

Quelques malades ont accusé, comme phénomènes prodromiques, de la diarrhée avec ou sans coliques, de l'anorexie, un sommeil moins tranquille qu'à l'ordinaire et de la céphalalgie. A ces symptômes s'était joint le lendemain de la faiblesse générale, contre laquelle ils avaient réagi, en s'efforçant de manger et en faisant leur service; mais, la faiblesse augmentant ainsi que l'insomnie, ils avaient eu dans la matinée une épistaxis qui avait momentanément diminué la céphalalgie. Un accès fébrile vers le soir avait clos cet ensemble de phénomènes et la pyrexie n'avait plus cessé depuis.

Dans un grand nombre de cas, il y a eu, comme prodromes, les symptômes d'un embarras gastrique apyrétique ou fébrile, et plus rarement des accès fébriles intermittents.

Ces faits ont été fréquents, mais il y en a eu aussi d'autres, moins nets, et nous avons cité plus haut l'exemple de l'artilleur Lecques qui déjà, trois semaines avant son entrée à l'hôpital, avait éprouvé de grandes fatigues dans les membres, mais point d'anorexie. A cette sensation de fatigue vinrent se joindre, vers les derniers jours, de la céphalalgie et de la soif, *sans insomnie*, et il entra à l'hôpital jouissant de l'intégrité de ses facultés intellectuelles, accusant une céphalalgie légère, des bourdonnements d'oreilles, mais point de frissons ni d'accès fébrile. Son facies était abattu, son pouls à 72. Sa langue muqueuse, jaunâtre et collante. L'abdomen un peu développé laissait voir des taches rosées. Du gargouillement existait dans la fosse iliaque droite. Il y avait enfin de la soif, de l'anorexie, de la constipation. Cette absence d'accès fébrile, de frissons et d'insomnie, nous l'avons remarquée dans un assez grand nombre de cas, pour que nous la signalions en ce moment.

Nous citerons encore l'observation du nommé Mercier Armand, du 12e d'artillerie. Il avait eu depuis deux mois de la céphalalgie qui apparaissait d'une manière irrégulière et durait plus ou moins longtemps. Quelquefois elle se manifestait tous les jours, d'autres fois elle lui laissait un répit de vingt-quatre à quarante-huit heures. Depuis huit jours, elle était revenue, après un calme de vingt-quatre à trente-six heures, plus violente qu'auparavant et avait été suivie de frissons, de chaleurs, de sueurs et d'insomnie. Il n'avait pas voulu interrompre son service, mais alors il fut obligé de le cesser et il resta exempté pendant quarante-huit heures. Ayant éprouvé un léger amendement, il reprit son service, mais au bout de deux jours la céphalalgie augmenta de nouveau d'intensité, il entra à l'infirmerie d'où il fut le lendemain évacué sur l'hôpital. — Il se présente avec le facies coloré, injecté, un peu abattu, l'intelligence est nette. La parole facile s'accompagne de la contraction spasmodique de l'orbiculaire des lèvres. Céphalalgie frontale vive. Pouls à 72. Langue blanche et muqueuse. Abdomen modérément développé. Gargouillement dans les deux fosses iliaques, Taches rosées. Soif modérée. Appétit. Pas de constipation ni de diarrhée.

Il y a eu cependant des cas, très-rares, il est vrai (nous en comptons un dans notre service), où la maladie a débuté brusquement, comme dans une phlegmasie à marche suraiguë, ou plutôt comme dans un véritable empoisonnement à effets rapides. Un accès fébrile a ouvert la marche. Cet accès avait été suivi de petits frissons alternant avec des sueurs et les phénomènes ordinaires de la pyrexie. Une terminaison funeste est survenue au bout de sept jours de maladie. Non moins graves ont été les cas où les malades, doués d'une grande énergie, ont voulu tenir tête à la pyrexie et ont continué leur service, malgré les prodromes qu'ils avaient ressentis. Ils arrivaient à l'hôpital dans un état d'hébétude et d'anéantissement qui ne laissait guère d'espoir.

Première période. — Période d'intoxication comprenant l'invasion, l'augment et la période d'état.

Qu'il y ait eu des prodromes ou que le début ait été brusque, on a remarqué les symptômes suivants.

L'état fébrile qui s'est manifesté dans le cours ou à la fin de la période prodromique, ou qui a paru en pleine santé, après un peu de céphalalgie, persiste et prend les allures d'une sub-continue avec des rémissions matinales plus ou moins marquées et des exacerbations vespériennes plus ou moins considérables. L'ascension de la chaleur que l'on sait, depuis Vunderlich, être graduelle, dans la fièvre typhoïde, au début, a présenté en général ce caractère. Toutefois nous sommes obligé de constater qu'elle n'a pas eu, tant s'en faut, la régularité qu'on se plaît à signaler dans cette fièvre. Ajoutons que nous n'avons pas une seule fois enregistré 42°. Le maximum de température que nous ayons vu a été 41°, 8, température prise à six heures du soir.

Le pouls, ordinairement fréquent et modérément développé, a été assez souvent dicrote. Sa fréquence allait croissant, de manière à atteindre les chiffres de 100, 110, 120 et au delà. Notons que le rapport entre la fréquence du pouls et la chaleur n'a pas été constant, et que nous avons vu maintes fois baisser la température, alors qu'augmentaient la fréquence du pouls et la gravité de la situation. Ainsi le nommé Gabert, le jour de son entrée, avait 90 pulsations, le deuxième jour, 84 et 41°, le troisième jour, 100 et 40°, 2, le quatrième jour, 120 et 40°, 2, le cinquième jour 140 et 40°, 2. Ces observations ont été prises le matin. Le personnel insuffisant que nous avions sous nos ordres ne nous a pas permis de prendre les observations thermométriques du soir, d'une manière régulière.

En même temps que cet état fébrile nous voyions apparaître des phénomènes qui indiquent l'état d'hyperhémie qui prédomine dans cette affection. La face est rouge, injectée dans sa totalité ou seulement dans une ou plusieurs régions (les yeux, le front, les joues, etc.) ; les narines deviennent sèches et cette sécheresse tourmente beaucoup de malades : quelquefois ils se plaignent de douleurs dans le pharynx. Toute la surface cutanée ou seulement quelques régions limitées ont une injection des plus caractérisées, ayant parfois l'apparence d'un véritable érythème. En même temps il existe un état de moiteur de la peau qui est parfois même sudorale. La chaleur a son caractère particulier, dans beaucoup de cas ; elle est mordicante. — Dans quelques cas rares, nous avons noté un facies pâle.

Quelquefois nous avons reconnu l'existence sur l'abdomen et le haut des cuisses de taches bleues ou ombrées. Des hémorrhagies (épistaxis, hématuries, etc.), se montrent souvent alors.

Le système nerveux participe à l'influence qu'a subie tout l'organisme. A la céphalalgie, aux bourdonnements d'oreilles, aux vertiges, à la courbature, à la faiblesse générale, etc., vient se joindre l'altération du facies qui exprime l'abattetement et parfois l'inquiétude et l'anxiété. Les organes des sens s'émoussent, l'ouïe devient plus dure ; la parole lente, parfois hésitante ; des petites contractions fibrillaires apparaissent dans l'orbiculaire des lèvres ; la vue diminue et quelquefois il y a de la photophobie ; la marche est titubante et souvent impossible. Les manifestations intellectuelles sont moins nettes, il y a de l'obtusion intellectuelle. Chez quelques-uns il y a du découragement, de la crainte, des plaintes incessantes, de la somnolence interrompue par du subdélire ou un délire franc et plus ou moins bruyant, plus marqué la nuit, quequefois à peine appréciable le matin. La faiblesse augmente et la position assise amène des vertiges. La langue est tremblante, muqueuse, blanche ou jaunâtre, collante. L'haleine est souvent fétide. Les gencives au niveau des petites molaires sont souvent couvertes d'une petite pellicule blanche, membraniforme. L'abdomen un peu plus développé est douloureux dans la fosse iliaque droite, quelquefois spontanément, d'autres fois seulement à la pression de cette région ; rarement dans la fosse iliaque gauche. Si le gargouillement a fait défaut jusqu'alors, il est ordinairement perçu à cette période, qui s'accompagne plus souvent de diarrhée que de constipation. L'anorexie persiste et la soif devient plus ardente. Les urines sont rares, peu foncées en couleur et quelquefois louches et opaques.

La poitrine sonore partout est le siége de sibilations et de rhoncus perçus par l'auscultation. Quelquefois les sibilations sont entendues à distance. Une expectoration peu abondante, muqueuse et visqueuse ou spumeuse accompagne ces symptômes thoraciques.

C'est vers le milieu de cette période, c'est-à-dire du septième au neuvième jour, que nous avons vu apparaître l'éruption typhoïde dite des taches rosées. Cependant nous l'avons vue dans quelques cas au quatrième et au cinquième jour. L'éruption a été ordinairement discrète, quelquefois elle a été confluente et a occupé les membres et le tronc. Discrète, elle s'est révélée par plusieurs poussées successives et nous en avons constaté à la fin de la période et même plus tard. Elle n'a donc pas été limitée à une époque fixe de la pyrexie. Outre l'éruption rosée, nous avons noté dans quelques cas un pointillé rouge, formé de toutes petites taches, d'un rouge vif, s'effaçant aussi sous la pression du doigt. Ces dernières rappelaient l'éruption de la scarlatine et déterminaient un prurit douloureux.

Dans la seconde moitié de cette période qui correspond à la période d'état de la maladie (acmé, fastigium), tous les symptômes précédemment indiqués sont plus tranchés. L'état fébrile reste intense. Le pouls est fréquent, mais il devient plus petit, plus faible, plus dépressible. Si la gravité de la maladie suit une marche ascendante, la chaleur reste élevée, elle oscille entre 39°,5 et 42° et s'accompagne de sueurs, quelquefois profuses et générales, d'autres fois locales seulement et principalement sur la face et le front. Le facies prend l'expression de la stupeur et devient généralement pâle, plaqué parfois de taches brunâtres. Les sens s'émoussent davantage ; la parole devient de plus en plus lente et voilée, nasonnée, quelquefois chantante ; d'autres fois elle est éteinte. La somnolence se convertit en un état semi-comateux ou comateux d'où on peut tirer le malade lorsqu'on l'interpelle vivement. D'autres fois il est complétement étranger au monde extérieur et, interpellé, il ne répond plus ou ses lèvres marmottent des sons inarticulés.

Plus souvent la somnolence est interrompue par du subdélire ou du délire parfois agressif. Quelques-uns de nos typhoïdes éprouvaient une excitation singulière. Ils parlaient sans cesse le jour comme la nuit. Ils paraissaient comme poussés par un ressort qui les excitait à vociférer. — Les hallucinations ont été fréquentes. Quelques-uns de nos malades, les infirmiers de garde n'étant pas assez nombreux, tentaient alors de fuir. Mais leurs forces épuisées déterminaient des chutes, qui, maintes fois, ont produit des plaies contuses, principalement à la face. A ce moment les phénomènes ataxo-adynamiques étaient dans leur plus grande intensité. Outre le délire il existait des convulsions passagères des muscles de la face, des grincements des dents, des soubresauts des tendons, des tremblements des jambes, des contractures ou des raideurs des membres et parfois de la région cervicale. De plus en plus affaiblis et amaigris, les malades glissaient vers le pied du lit, et quelques-uns tombaient par terre. Les hyperhémies du début se localisaient dans certains viscères, notamment dans les poumons, qui présentaient souvent des symptômes d'un état phlegmasique bien caractérisé.

La langue muqueuse, large et plate, devenait étroite, effilée et sèche ou se couvrait de fuliginosités, en même temps que les lèvres et les dents. Les narines étaient pulvérulentes. Les mucosités sécrétées dans le larynx, le pharynx et l'arrière-bouche s'accumulaient à la base de la langue et opposaient un obstacle sérieux à l'acte respiratoire.

C'est alors aussi que le muguet, s'il n'avait point encore paru, se manifestait, sur la langue, la face interne des joues et sur le voile du palais, gagnant le pharynx, et, dans une de nos autopsies, nous avons trouvé l'épiglotte et la partie supérieure du larynx jusqu'à la corde vocale supérieure envahies par les productions parasitaires. L'abdomen se développait davantage et se ballonnait. La douleur que déterminait la pression de la fosse iliaque était moins vive ou même n'était plus perçue et l'émission involontaire des matières se manifestait. La percussion abdominale était sonore partout, excepté dans l'hypochondre gauche, au niveau de la rate hypertrophiée, et assez souvent à l'hypogastre, au-dessus du pubis, où venait bomber la vessie. — La miction avait aussi éprouvé des modifications. Il y avait de l'incontinence assez souvent, quelquefois de la rétention, et d'autres fois, malgré la rétention, il existait de l'incontinence, par regorgement.

L'anorexie était aussi prononcée qu'auparavant, mais la soif était moins vive.

Arrivé à cette époque, on voyait apparaître les sudamina que nous avons notés chez presque tous nos malades qui ont dépassé le second spténaire. Et nous affirmons que nous les avons notés non-seulement chez ceux qui avaient eu des sueurs abondantes, mais encore chez les autres.

La desquamation avait lieu quatre à cinq jours plus tard, et se prolongeait assez longtemps.

Quant aux pétéchies, nous n'en avons vu que très-exceptionnellement. — En revanche et comme conséquence de l'altération du sang, il a été noté assez souvent des vibices, des sugillations et après l'application de ventouses sèches ou scarifiées des marbrures brunâtres, des espèces d'ecchymoses déterminées par diapédèse. Outre les éruptions survenaient aussi des ulcérations aux parties déclives, des pustules d'echthyma, des bulles de pemphigus, des furoncles, des abcès.

Seconde période. Terminaison. — Ou les symptômes ataxo-adynamiques persistaient jusqu'à la fin et ne cessaient qu'avec la vie, ou ils étaient remplacés par un état comateux qui alternait assez souvent avec le délire et se terminait par la mort, ou enfin ils s'amendaient, diminuant d'intensité, et se dissipaient peu à peu.

La terminaison heureuse s'annonçait tantôt par des sueurs profuses, qui se répétaient plusieurs nuits successives, tantôt par une agitation moindre, par un sommeil réparateur, tantôt par une rémission matinale qui dépassait de plusieurs dixièmes de degré celle des jours précédents. de telle sorte que la température tombait parfois au-dessous de la normale. Le pouls perdait de sa fréquence, devenait plus large, tout en restant dépressible. La stupeur disparaissait et, le malade sortant de sa torpeur et de son apathie, sa physionomie prenait un air de satisfaction et de bien-être qui prouvait qu'il rentrait en possession de lui-même. Chez d'autres les vociférations cessaient et le calme s'établissait. Les facultés intellectuelles engourdies ou troublées, d'abord un peu paresseuses, s'affermissaient, mais parfois le délire qui avait cessé reparaissait encore la nuit. Les organes des sens récupéraient leurs fonctions et la voix sa fermeté et son timbre. Cependant nous avons vu persister assez longtemps la surdité, qu'elle fût ou non accompagnée d'otorrhée, et aussi une certaine faiblesse intellectuelle, qui avait quelque chose d'enfantin. Chez beaucoup la langue se débarrassait assez rapidement de ses enduits, et chez quelques-uns elle se couvrait comme d'un vernis rouge. Elle paraissait dépouillée de son épithélium et produisait une sensation de sécheresse qui excitait le malade à boire. Il n'avait plus soif, mais il buvait parce qu'il avait la bouche sèche. Les fonctions digestives se régularisaient. Le ballonnement abdominal se dissipait, l'appétit se développait, devenait exigeant et l'amaigrissement ne faisait plus de nouveaux progrès. La faiblesse diminuait, les mouvements se coordonnaient, la position horizontale pouvait être abandonnée et le malade essayait de marcher avec l'aide d'un infirmier ou d'un camarade. Les progrès augmentant de jour en jour, bientôt la guérison pouvait être considérée comme définitivement acquise.

Nous avons, dans les pages qui précèdent, tenté de faire une description générale de l'affection que nous avons observée. On comprend que dans un certain nombre de cas graves, à marche rapide, les phénomènes enjambant pour ainsi dire les uns sur les autres, la terminaison s'est faite d'une manière hâtive. Dans quelques cas la marche a été presque foudroyante. Dans d'autres, l'ensemble des phénomènes que nous avons décrits ne s'est point produit et nous avons eu la forme dite muqueuse qui a été, du reste, rare.

Enfin dans quelques cas nous avons enregistré les phénomènes prodromiques et vu se produire sous nos yeux quelques uns des symptômes de la période d'intoxication, puis la maladie s'est arrêtée court, comme enrayée dans sa marche, et nous avons eu de la sorte quelques cas rares de fièvre typhoïde abortive.

Avant de terminer ce chapitre, nous devons revenir sur quelques points. Nous avons reconnu que l'appareil respiratoire était le plus souvent altéré. Nous avons eu, en effet, quelques malades qui n'ont point présenté de symptômes thoraciques. Chez d'autres, au contraire, en même temps que les phénomènes ataxo-adynamiques se prononçaient davantage, les altérations des poumons devenaient plus accentuées et l'expectoration muqueuse, visqueuse, quelquefois spumeuse, était remplacée par des crachats sanglants ou muco-sanguins. L'acte respiratoire se précipitait sous l'influence de la phlegmasie pulmonaire. Une dyspnée de plus en plus grande s'établissait. La face se cyanosait. Une gêne plus considérable de l'hématose avait lieu, pendant que se manifestait assez souvent une paralysie des muscles expirateurs et des fibres musculaires des bronches, d'où stase des sécrétions bronchiques, leur accumulation dans les voies aériennes et asphyxie imminente, qui malheureusement dans la plupart des cas aboutissait à la mort. C'était là la forme ataxo-adynamique compliquée de la forme pectorale. Ailleurs c'était la forme abdominale consécutive au ballonnement du ventre, à la paralysie des sphincters du rectum et parfois de la vessie, qui prenait un rôle prédominant.

Cette distension des parois abdominales par les intestins frappés de parésie, ce météorisme que nous avons vu se développer souvent dès les premiers jours finit par agir non-seulement sur les muscles de ces parois dont elle éteint la contractilité, mais encore sur le diaphragme qui est refoulé vers la cavité thoracique et dont les mouvements sont entravés. La capacité de la poitrine est diminuée et l'hématose, déjà amoindrie par la stupéfaction dont est frappé le système nerveux, s'affaiblit encore davantage, et la mort peut être le résultat du trouble qui altère le jeu du diaphragme.

Nous avons à plusieurs reprises parlé de la miction et des modifications qui surviennent dans les fonctions de la vessie, mais nous n'avons encore rien dit de l'examen de l'urine. Il nous paraît opportun d'aborder ce sujet intéressant. Nous sommes d'autant plus disposé à traiter cette question que depuis plusieurs années elle fait l'objet de nos études.

Les urines des typhoïdes (1) sont rares, peu foncées en couleur, de réaction acide et contiennent assez souvent du mucus, de l'albumine, un excès d'urée, rarement un excès d'acide urique. Des matières protéiques y sont abondantes et donnent par l'action de l'acide nitrique la couleur bleue ou indigose, qui est obtenue par le procédé que nous indiquons, sous la forme d'un diaphragme bleu, que l'on voit à une certaine distance du fond du verre et qui décrit un cercle parallèle à la surface du liquide. Au-dessus de ce diaphragme bleu, il existe dans les cas graves un autre diaphragme, parallèle au précédent, mais de couleur blanche. C'est un diaphragme d'albumine.

On obtient donc par cette expérience faite par l'acide nitrique sur l'urine d'un typhoïde grave, 1° un diaphragme bleu, 2° un diaphragme blanc.

Souvent, après avoir versé 1 ou 2 grammes d'acide, on voit se produire du bleu au fond du verre. Il faut alors s'arrêter, car, en versant une plus grande proportion d'acide, on augmente subitement la couche de bleu, qui se convertit en un brun plus ou moins foncé.

(1) Nous avons indiqué dans notre travail sur le diagnostic différentiel de la fièvre rémittente du nord de l'Afrique et de la fièvre typhoïde (Voir *Mémoires de médecine et de pharmacie militaires*, octobre 1874), le procédé à suivre pour cet examen. Nous répéterons ce que nous avons dit dans ce travail. Pour traiter l'urine par l'acide nitrique, on prendra 10 à 15 grammes d'urine du matin, et on la soumettra à l'action de 3 à 4 grammes d'acide nitrique. L'urine est mise dans un verre à pied et l'acide y est versé lentement, en le faisant couler le long de la paroi du verre et non, comme le font quelques personnes, en le laissant tomber, goutte à goutte, dans le centre du verre. Ce *modus faciendi* est essentiel et nous y insistons, parce que, sans cela, on n'obtiendrait pas les résultats que nous avons eus.

Nous avons si souvent constaté ce que nous avançons, nous avons si souvent rendus témoins de cette expérience messieurs les médecins aides-majors attachés à notre service, que nul doute ne peut exister dans notre esprit sur la réalité de ces faits. Nous pouvons ajouter que l'examen de l'urine du premier de nos typhoïdes a confirmé le diagnostic.

Sans doute l'observation minutieuse du malade nous avait déjà permis de porter un diagnostic, mais, nous le répétons ici, l'examen de l'urine nous a donné la certitude de l'existence de la fièvre typhoïde chez ce malade et chez ceux qui arrivèrent dans la même journée.

Ces urines, de couleur ambrée, troubles ou transparentes, d'autres fois citrines, ont été traitées par l'acide nitrique. Sur les vingt premiers cas nous avons obtenu : diaphragme bleu et diaphragme d'albumine 14 fois, accompagnés 3 fois de précipitation de nitrate d'urée ; 3 fois il y a eu diaphragme blanc d'albumine sans indigo, mais avec précipitation de nitrate d'urée, 2 fois diaphragme vineux, 1 fois diaphragme vineux, diaphragme d'acide urique, et précipitation de nitrate d'urée. Total 20.

La même expérience répétée le lendemain sur les urines qui n'avaient point donné de bleu, nous a donné 5 fois un diaphragme bleu, 4 fois avec un diaphragme blanc d'albumine et 1 fois avec de l'acide urique et du nitrate d'urée.

Sur les 20 cas le diaphragme bleu n'a manqué qu'une fois. Nous sommes donc autorisé à dire qu'il existe dans la majorité des cas. Mais observons que ce diaphragme n'est point obtenu pendant toute la durée de la maladie. On doit le rechercher surtout pendant le cours du premier septénaire, et si on ne le trouve pas le premier jour, il faut renouveler l'examen le lendemain.

Qu'on nous comprenne bien. Nous ne prétendons pas que le diaphragme bleu n'existe que dans la fièvre typhoïde. Dans notre travail sur le diagnostic différentiel de la fièvre rémittente et de la fièvre typhoïde nous avons indiqué quelques affections où nous l'avions observé exceptionnellement. Nous avons cité la granulie, la péritonite sur-aiguë par perforation intestinale, la diarrhée chronique, le choléra et quelques cas de fièvre rémittente. Nous devons aujourd'hui ajouter à ce tableau quelques rares cas de pneumonie où, dans ces derniers temps, nous avons vu un diaphragme bleu.

Mais ces exceptions ne détruisent pas la valeur de ce signe si net, si évident dans la fièvre typhoïde grave, où il s'accompagne d'un diaphragme blanc d'albumine.

Nous ne revendiquons pas la priorité de ces recherches. Nous avons continué des études commencées par d'autres (1). Elles nous ont rendu des services. Nous serions heureux que d'autres en profitassent.

Ce n'est pas un signe infaillible, mais sa présence confirme le diagnostic dans les cas douteux. Il existe dans la majorité des cas de fièvre typhoïde grave, mais il manque dans quelques-uns où l'on trouve seulement un diaphragme blanc d'albumine. Dans d'autres il ne se manifeste pas à un premier examen et n'est visible que le lendemain ou le troisième jour. Nous pouvons affirmer qu'il apparaît au moins dans les deux tiers des fièvres typhoïdes graves. Nous pou-

(1) Nous voulons parler surtout de M. le professeur Gubler qui, depuis plusieurs années, et avec une rare persévérance, a fait des travaux si importants sur les urines, dont on ne saurait trop proclamer l'utilité.

vons certifier que nous l'avons obtenu, alors que d'autres expérimentateurs n'avaient pas pu le constater. Voici l'explication de ce fait qui doit paraître étrange. En versant rapidement l'acide nitrique dans l'urine, le diaphragme bleu qui se forme d'abord reçoit des couches successives de bleu. Celles-ci, par leur condensation, produisent une couleur foncée tirant sur le noir, et le bleu disparaît. Il faut donc verser lentement l'acide et suivre attentivement la réaction.

Pour compléter ce que nous voulons dire des urines des typhoïdes, nous devons ajouter que nous les avons maintes fois traitées par le nitrate d'argent et que nous n'avons pas constaté l'absence des chlorures.

Enfin au microscope nous avons observé assez souvent des dépouilles épithéliales provenant des tubuli rénaux, des cellules rénales, des globules du sang, des globules de mucus, des cristaux d'acide urique, de phosphate ammoniaco-magnésien, d'oxalate de chaux. Cet examen microscopique peut donner l'éveil sur une hémorrhagie rénale soit au début, soit dans le cours de la fièvre typhoïde.

Marche. Durée. Terminaison. — Nous avons déjà dit que, dans quelques cas de nature bien différente, la marche de la maladie avait été extrêmement rapide. En effet, dans la fièvre typhoïde abortive où la terminaison favorable est la règle, la marche de la maladie est hâtive. Elle l'est aussi dans les cas très-graves, où la terminaison fatale arrive vite. Cependant, même dans les cas en apparence assez légers, la marche a été lente et la durée prolongée. Il en est ainsi souvent des cas graves, où la mort, survenant dans un délai très-rapproché de l'entrée à l'hôpital, paraît être en rapport avec une maladie courte, tandis qu'il n'en est rien. Lericolais meurt au bout de trois jours de présence à l'hôpital, mais en réalité il avait été malade au quartier pendant quatorze jours. Toutefois, il est certain que dans quelques cas graves la marche a été rapide. Ainsi Gourbil n'a été malade que huit jours, Gripé et Savy neuf jours, Pougeart dix; et nous parlons ici de toute la maladie, prodromes compris. Mais ces cas ont été très-rares, et, alors même que la terminaison a été malheureuse, la durée de la maladie a dépassé le deuxième septénaire.

Lorsque la terminaison a été favorable, la marche a été ordinairement longue, et elle a dépassé le troisième et le quatrième septénaire, dans tous les cas autres que ceux de fièvre typhoïde abortive. En somme, marche lente dans la majorité des cas, durée longue, terminaison souvent funeste, plus souvent favorable, telle est la conclusion de tout ce que nous pouvons dire dans ce chapitre. Sur un total de cent cinquante-quatre malades soignés dans nos salles, nous avons eu à enregistrer trente décès. Sur un total général de quatre cent soixante-douze hommes atteints par l'épidémie, il y avait eu à la date du 1er octobre quatre-vingt-deux décès. Il restait encore à cette date du 1er octobre soixante-douze typhoïdes en traitement dans les salles.

Accidents. Complications. Pronostic. — Nous n'avons point à nous occuper de tous les accidents et complications qui peuvent survenir dans le cours d'une fièvre typhoïde, mais seulement de ceux que nous avons observés.

A peine pouvons-nous considérer comme complications les hémorrhagies qui existent si souvent au début, et dont quelques-unes, comme l'épistaxis, semblent faire partie intégrante de l'affection. Ces hémorrhagies, parfois suivies d'une modification favorable des symptômes généraux, n'ont pas été sans exercer une influence sur la conduite des praticiens qui, croyant bien interpréter la nature, tâchaient de l'imiter dans ses opérations et recouraient dans ce but à la phlébotomie. Il est certain, en effet, qu'elles amènent quelquefois un état meilleur que celui qui existait auparavant, et nous avons vu une hémorrhagie rénale (hématurie) mettre fin non pas à la maladie, qui est cyclique et ne peut être jugulée, mais aux accidents ataxo-adynamiques qui lui faisaient cortége. Mais combien de fois ces hémorrhagies ont été funestes! Trousseau a soutenu que l'entérorrhagie est d'un pronostic favorable! Nous avons eu deux cas où cette hémorrhagie n'a pas empêché la guérison, mais ailleurs elle n'a fait qu'ajouter à la débilité et à la faiblesse et hâter la terminaison funeste. Les hémorrhagies rénales ou vésicales sont révélées assez fréquemment par quelques globules de sang, dont le microscope constate la présence dans l'urine. Nous avons trouvé dans une de nos autopsies une hémorrhagie méningée en nappe. Comme le malade avait été soumis au traitement de Brand, nous nous demandons si elle doit être considérée comme complication, ou si elle n'était pas plutôt la conséquence du traitement. Nous inclinons vers la dernière opinion, parce que nous nous rappelons un sous-officier d'artillerie que nous avons traité, il y a quelques années, par des affusions froides dans le cours d'une fièvre typhoïde ataxique, et qui a eu à la suite d'une seule séance une entérorrhagie formidable à laquelle il a succombé (1).

Remarquons cependant que nos huit premiers décès ont eu lieu chez des hommes qui n'avaient pas eu d'épistaxis au début.

(1) Rappelons aussi que la méthode des affusions froides faites après avoir plongé le malade dans un bain quasi-froid remonte à bien des années, qu'elle est antérieure à la méthode de Brand et que pas plus que cette dernière elle n'a donné de résultats toujours merveilleux.

Aux accidents de cet ordre nous devons rattacher les infarctus de la rate, du foie et des poumons et jusqu'à un certain point l'albuminurie, si commune dans les cas graves. Les vibices, les sugillations et les ecchymoses s'y rattachent directement. Les hémorrhagies du début ne donnent en général aucun indice sur le pronostic, à moins qu'elles ne soient incoercibles, mais celles qui surviennent dans la période d'état, de même que les sugillations, etc., sont d'un pronostic grave, parce qu'elles dénotent une altération profonde du sang. Nous devons encore mentionner des sueurs profuses, répétées pendant plusieurs nuits consécutives ; mais, quelquefois, elles précèdent la guérison.

Dans un autre ordre de phénomènes, nous pouvons indiquer comme accidents graves les mouvements éclamptiques, les contractures, la rigidité de la colonne vertébrale, le coma simple ou alternant avec le délire, tous accidents que nous avons vus accompagner les phénomènes ataxo-adynamiques et qui malheureusement ont souvent été les précurseurs d'une terminaison mauvaise. Nous avons noté quelquefois comme signe très-fâcheux l'impuissance du malade à diriger sa langue dans un sens déterminé. Ainsi lorsque, sur nos instances et faisant des efforts, le malade, au lieu de porter la langue en avant, la portait au contraire en arrière, le pronostic a toujours été mauvais. La paralysie des muscles releveurs de la mâchoire inférieure est un accident d'un pronostic grave. L'état opposé, c'est-à-dire les mouvements spasmodiques de la mâchoire sont aussi d'un pronostic fâcheux. Nous avons vu un cas accompagné de strabisme divergent qui s'est terminé par la guérison. Nous n'avons point à revenir ici ni sur les hallucinations, ni sur le coma, ni sur le délire, ni sur la surdité simple ou avec otorrhée. Nous en avons parlé plus haut, et le pronostic est toujours grave pour les premiers, beaucoup moins pour le dernier de ces phénomènes. N'omettons pas de signaler l'apparition, dans quelques cas, d'accès intermittents, justiciables du sulfate de quinine.

Les manifestations cutanées anormales n'ont pas toujours été des accidents sérieux. Ainsi les éruptions érythémateuses, scarlatiniformes, miliaires, herpétiques ne nous ont point paru aggraver la maladie. Il en a été autrement de celle de bulles pemphigoïdes, sanguinolentes, qui ont été suivies d'ulcérations de mauvaise nature et de gangrène locale qui se compliquèrent des accidents du phlegmon diffus et nécessitèrent une intervention chirurgicale active. Les furoncles, les abcès, les pustules d'echthyma ont été fréquents, ainsi que les ulcérations et les eschares de la région sacrée et des grands trochanters. Dans deux de ces derniers cas, nous avons eu les accidents redoutables de la résorption purulente, qui se terminèrent une fois d'une manière favorable.

L'érysipèle a paru à deux périodes bien différentes. — Dans deux cas nous l'avons vu dans le premier septénaire. La terminaison en a été heureuse. C'étaient des érysipèles de la face. Dans un troisième cas, qui siégeait aussi à la face, il a envahi le front et les paupières. Ces dernières ont été atteintes d'un phlegmon diffus, suivi de mort par thrombose des sinus de la dure-mère. Enfin, dans un quatrième cas, il a débuté par la cuisse et le scrotum, est devenu gangréneux, et a eu une issue funeste.

L'hyperhémie des yeux a été quelquefois suivie d'une véritable phlegmasie de la conjonctive, accompagnée de douleurs très-vives et qui ne paraissaient pas en rapport avec l'intensité de la phlogose.

Les otorrhées ont été fréquentes. Le plus souvent elles occupaient une oreille; quelquefois, cependant, les deux oreilles étaient simultanément ou successivement atteintes. La suppuration persistait assez longtemps. Nous n'avons pas eu à déplorer la perforation de la membrane du tympan, mais la surdité dans un cas s'est prolongée pendant une bonne partie de la convalescence.

Nous ne reviendrons pas sur une complication dont nous nous sommes déjà occupés, savoir, le développement de l'*oïdium albicans* dans la cavité buccale et le pharynx. Nous n'avons pas remarqué que le développement des spores et des filaments tubuleux du végétal parasite fût plus fréquent chez les malades dont la langue, s'étant dépouillée de ses mucosités, était rouge et quasi-couverte d'un vernis, comme nous l'avons indiqué dans la description que nous avons faite des symptômes. Du reste, il débutait plus souvent par la voûte palatine que par la langue, et il envahissait rapidement le voile du palais et les piliers. Un accident assez fréquent, et que nous devons mentionner à cause de cela, est la parotidite. Nous n'en avons eu qu'un seul cas qui s'est terminé par résolution.

L'angine a été notée quelquefois. Un de nos malades est venu, dans nos salles, ne se plaignant que des symptômes d'une amygdalite et d'une tuméfaction des glandes sous-maxillaires. Il demandait à manger, mais son état général ne laissait aucun doute sur l'existence de la pyrexie.

Du côté des cavités thoracique et abdominale les accidents et les complications ont été fréquents. Nous n'avons point à revenir, ici, ni sur le météorisme abdominal, ni sur la diarrhée ou la constipation, ni sur les infarctus des viscères, ni sur la phlegmasie des poumons, etc. Nous nous en sommes occupé ailleurs. Mais nous devons signaler ici la tuberculose, les épanchements purulents dans la cavité de la plèvre, les péricardites, les épanchements séreux dans le péricarde. Nous avons mentionné déjà un abcès du repli péritonéal gastro-splénique en rapport avec un infarctus énorme de la rate, et dans un autre cas nous avons eu à traiter une péritonite purulente sans perforation (1).

Nous ne pouvons point considérer comme complications les injections de la muqueuse intestinale, les éruptions folliculeuses et les exulcérations du cœcum et du côlon ascendant, parce qu'elles existent très-souvent et qu'elles paraissent être liées à l'affection principale. Une forte injection du côlon descendant et du rectum est une altération plus rare, mais dont nous avons eu cependant quelques exemples. Nous pouvons considérer comme complication l'existence d'un ténia dont la présence a été constatée à la suite de l'administration d'un verre d'eau de Sedlitz et dont le malade a été délivré rapidement par le traitement classique, institué immédiatement (écorce de racine de grenadier).

Une complication fâcheuse et que nous avons eu à combattre a été un rétrécissement de l'urèthre, qui n'a pas empêché le cathétérisme, mais qui a déterminé l'apparition d'une cystite et d'une néphrite. Celle-ci s'est terminée par le développement d'une multitude de petits abcès dans les deux reins. En résumé, le pronostic a été en général grave, plus encore que dans la fièvre typhoïde sporadique, qui nous ménage si souvent des déceptions et des surprises inattendues et douloureuses.

Convalescence. — Lorsque l'affection a parcouru toutes

(1) Nous ne parlons pas des symptômes de la perforation parce que nous n'en avons pas eu à observer dans le cours de l'épidémie.

ses phases et que l'organisme a surmonté tous les obstacles, il reste encore une période assez longue à franchir, c'est celle de la convalescence, époque de transition où les suites de la maladie exigent encore la sollicitude du médecin. L'amaigrissement et la faiblesse organique, produits par le poison d'une part et par l'intensité et la durée de l'état fébrile d'autre part, sollicitent la réparation des pertes éprouvées, tandis que les intestins grêles, siéges des altérations des plaques de Peyer et des follicules clos, non encore complétement guéris, se refusent à l'absorption de sucs nutritifs trop abondants et au passage de produits trop massifs. De ce besoin instinctif de réparation et de cette faiblesse des intestins naissent les dangers de la convalescence, incessamment traversée par des accidents lorsqu'on laisse le malade livré à lui-même. Aussi une surveillance continuelle est-elle nécessaire. L'attention du médecin doit être toujours en éveil, car il se trouve placé entre deux écueils: celui de ne pas nourrir suffisamment son malade ou de lui donner une alimentation agressive pour ses intestins. Se tenir en garde contre les écarts de régime est de prudence vulgaire. Suffisamment nourrir son convalescent et parfois même exciter son appétit et l'encourager à le satisfaire, n'est pas moins indispensable, dans quelques circonstances où l'anorexie persiste, par suite d'un état dyspeptique ou d'une influence morale, qui agit sur certaines natures timorées. L'exploration du pouls, l'observation thermométrique, l'examen de la langue seront des guides fidèles. On ne saurait se contenter des indications fournies par l'une de ces fonctions, sans s'exposer à des erreurs regrettables, car on a souvent à lutter contre le silence intéressé du malade et son obstination à dissimuler certains symptômes dans la crainte de se voir retrancher quelque aliment. Mais il faut se rappeler que le système nerveux, fortement ébranlé par l'affection, a conservé une partie de sa mobilité, et qu'il est facilement excité par les influences psychiques. Nous avons trouvé chez quelques-uns de nos convalescents (1) des oscillations très-grandes dans le nombre des pulsations, dans l'espace d'un nycthémère. Elles étaient le reflet de leur état moral. Tantôt elles révélaient le désir d'une alimentation plus substantielle, tantôt celui d'un congé de convalescence que l'on craignait de ne point obtenir. Quelques paroles bienveillantes suffisaient pour rétablir l'harmonie et le bon ordre dans les fonctions.

C'est durant cette période, que l'économie, affranchie de l'action déprimante de la cause toxique qui l'avait envahie, voit tous ses organes récupérer leur puissance végétative, et rentre insensiblement dans la possession de toutes ses facultés physiques et morales.

Chez quelques-uns de nos malades, il a fallu deux mois de traitement et au delà, pour atteindre cette phase encore si incertaine de la convalescence.

Grâce à la surveillance qui entourait nos typhoïdes, nous n'avons pas eu d'autres accidents à signaler que quelques légers troubles des voies digestives. En outre, un de nos évacués aux convalescents a été renvoyé dans notre service pour une thrombose du membre inférieur droit, dont il guérit du reste parfaitement. Nous n'avons pas eu de rechutes, mais nous avons eu une récidive chez le nommé Darbled, qui était sorti quelques jours auparavant du service de M. Dauvé.

(1) Nous n'avons pas eu un grand nombre de ces derniers, puisqu'ils étaient évacués dans les premiers temps sur le dépôt des convalescents.

Nature. — La fièvre typhoïde est, selon toute probabilité, le résultat d'une intoxication particulière, *sui generis*, dont l'agent producteur, miasme, zymase, organisme vivant (1), etc., ne peut être encore déterminé actuellement. Nous ne connaissons donc pas sa nature intime et nous n'avons à nous occuper que des phénomènes par lesquels elle se manifeste. Lorsque nous parlons de la nature de l'affection, nous nous préoccupons du cachet spécial qu'ont affecté les symptômes.

Or la forme ataxique, par cela même qu'elle met plus vivement en branle le système nerveux, donne lieu à une certaine irrégularité qui résulte de la rupture des synergies des différents systèmes organiques et de la prédominance des phénomènes d'ordre dynamique. Il n'y a donc pas à insister sur ces particularités qui sont inhérentes à cette forme et qui la caractérisent. Cependant nous ne pouvons nous satisfaire de cette formule générale. Il y a en effet dans cette épidémie une physionomie, une allure que nous devons mettre en relief. Outre l'ataxie et les phénomènes qui en proviennent, il y a eu un désaccord, une desharmonie entre les fonctions connexes, qui n'est point ordinaire. Il est admis en effet, d'après les recherches modernes, que la température est ascensionnelle dans la première période, jusqu'à l'acmé, et qu'à ce moment le maximum thermique ou à peu près, est observé pendant plusieurs jours consécutifs, la rémission du matin faisant descendre le thermomètre de quelques dixièmes de degré, pendant que l'exacerbation vespérienne le fait remonter d'un chiffre à peu près équivalent. C'est là ce qui caractérise la marche de la thermalité dans cette affection. La circulation, de son côté,

(1) Micrococcus de Klein, crenothrix polyspora de Cohn (de Breslau).

éprouve une grande modification, et le pouls est plus fréquent et plus développé d'abord, puis il devient moins large, plus faible, mais sa fréquence reste en général en rapport avec l'élévation de la température. Nous avons de nombreux exemples de la rupture de ce rapport.

Ainsi nous notons chez le nommé Gourbil, qui se pré-présente avec un jour d'invasion : pouls, 90 ; — 116,40° ; — 120, 39° ; — 120, 39° ; — 132, 39° ; — 108, 40° ; mort.

Chez le nommé Savis, malade depuis trois jours : 92 ; — 102, 39° ; — 108, 39° ; — 110, 39° ; — 110, 40°,2 ; — 140, 39°, 3 ; mort.

Chez le nommé Tricot, malade depuis douze jours, 76 ; — 66,39°,2 ; — 96,39°,2 ; — 100,40°,1 ; — 72,39°,4 ; — 76,39°,4 ; — 84, 39°,3 ; — 96, 40°, 2 ; — 102, 39°,3 ; — 108, 39°, 1 ; — 120, 38°, 2 ; — 124, 39°, 5 ; mort.

Chez le nommé Girard, malade depuis huit jours, 72 ; — 78, 40° ; — 90, 41° ; — 90, 40° ; — 90, 41°, 4 ; — 96, 40°, 2 ; — 84, 38°, 2 ; — 78, 38°, 2 ; — 90, 39°, 2 ; mort.

Ce désaccord entre la circulation et la thermalité est, au point de vue fonctionnel, ce qu'il y a de plus caractéristique dans l'épidémie, ce qui en constitue la nature. Au point de vue anatomo-pathologique, nous appellerons l'attention sur la lésion que nous avons décrite dans la muqueuse stomacale, cet état ecchymotique du voisinage du cardia, et qui divisait, pour ainsi dire, l'organe en deux parties bien distinctes.

Nous n'accordons pas à cette lésion de l'estomac plus d'importance qu'elle ne mérite. Il est évident qu'elle est accessoire, secondaire. Les altérations pathognomoniques consistent ici, comme dans toute fièvre typhoïde, dans l'altération des plaques de Peyer, des follicules de Brunner et du sang, etc., mais la lésion stomacale, si générale qu'elle n'a jamais manqué, venant se grouper auprès de celles-ci, donne à cette épidémie un cachet qui lui est propre et que nous ne pouvons pas passer sous silence.

Diagnostic. — Le diagnostic a été en général facile. Il n'a présenté de difficulté que dans les cas légers, dans les cas de fièvre typhoïde abortive. Elle provenait de la différence profonde qui existait entre la manière d'être des malades, les uns vivement atteints par la pyrexie et attaqués dans tous leurs systèmes organiques, les autres à peine touchés par la cause mystérieuse, et accusant seulement un peu de faiblesse, de lassitude, de l'insomnie, de l'anorexie. Mais entrait-on dans l'examen détaillé des malades des deux catégories, les symptômes pathognomoniques jaillissaient et amenaient la lumière. Nous avons dit que le diagnostic ne fut pas indécis un seul jour. C'est que nous ne fondons pas le diagnostic sur un seul signe. Tous les symptômes doivent être étudiés isolément, et lorsque, par cette analyse sévère, l'idée de la maladie s'est fait jour, nous y joignons comme contre-épreuve les résultats que nous obtenons de l'examen des urines. Cette expérience si simple, ce traitement de l'urine par l'acide nitrique, si facile à faire, nous donne-t-il les deux diaphragmes que nous avons décrits, notre diagnostic se trouve confirmé. Dans le cas contraire, nous restons quelquefois dans le doute, et nous attendons au lendemain, où, par une épreuve nouvelle, s'il en est besoin, nous confirmons ou infirmons notre diagnostic. Si l'épreuve restait encore muette, nous nous trouverions dans la position de tous ceux qui n'y ont point recours, et il va sans dire que le nombre en est grand. Dans cette épidémie il n'y a rien eu de semblable. Les phénomènes ataxo-adynamiques étaient si nettement accusés, l'exploration du pouls et de la thermométrie si concordante, l'éruption cutanée si parfaitement accusée, les symptômes fournis par les appareils digestif et respiratoire si précis, que nulle hésitation n'était possible. Le diagnostic ne pouvait point être douteux, et il ne l'a point été. Mais voici ce qui est arrivé. Voyant les coups redoutables et rapides que frappait l'épidémie, et considérant d'autre part cette malignité si grande de l'affection, quelques personnes ont été amenées à se demander s'il ne se joignait pas un élément insolite à l'affection dominante, si, en un mot, il n'y avait pas autre chose que de la dothiénentérie. On parlait de curage de fossés, de matières organiques en décomposition étalées sur leurs bords, et subissant là cette fermentation étrange qui engendre la perniciosité et le paludisme. C'était une branche de salut. Nous pouvions, en effet, combattre la perniciosité. Nous avions un remède héroïque à notre disposition. Nous l'avons essayé chez Pougeard, entré le 30 juillet, mais notre tentative a été vaine. Il ne pouvait y avoir de doute que relativement au typhus, mais l'étude que nous avons faite de cette affection pendant la campagne d'Orient, celle que nous en avons faite plus récemment, pendant l'épidémie qui a sévi sur les Arabes en 1868, la marche lente de l'affection, ses causes, ses symptômes, etc., tout nous prémunissait contre cette erreur, cette confusion.

Rappellerons-nous les causes différentes des deux affections ; l'invasion si souvent brusque du typhus et sa marche si rapide, la typhomanie si caractéristique et si bien décrite par Hildenbrand ; l'absence de gargouillement, de douleur dans la fosse iliaque droite et de météorisme ; l'apparition précoce des taches rosées décrites sous le nom d'exanthème morbilliforme, à cause de leur confluence fréquente ; celle des pétéchies accompagnée souvent de petites suffusions sanguines, de petites ecchymoses, comme nous en avons vu encore chez M. Joubin, médecin aide-major, mort à l'hôpital du Dey en 1868, enfin l'absence d'altération des plaques de Peyer. Et puisque ces deux affections se trouvent ici en présence, répétons ce que nous avons écrit dans un travail inséré en 1864 dans les *Mémoires de médecine et de pharmacie militaires*, savoir, le typhus n'est pas plus la fièvre typhoïde que celle-ci n'est la rougeole. Nous ne saurions trop nous élever contre cet abus de langage qui adapte à la fièvre typhoïde l'expression de typhique. Ce n'est pas le miasme typhique qui engendre la fièvre typhoïde, c'est un miasme particulier, *sui generis*, mystérieux, et inconnu comme tous ses congénères, mais distinct de celui du typhus.

L'analogie qui existe entre l'expression symptomatique de ces deux pyrexies existe aussi entre leurs causes, mais analogie ne veut pas dire identité.

L'expérience avait prouvé avant Hildenbrand, comme elle a démontré depuis, que le typhus et la fièvre typhoïde peuvent naître tous deux sous l'influence de l'encombrement, mais le typhus n'apparaît qu'à la suite de l'encombrement d'organismes souffrants d'affections graves, principalement de celles du tube digestif, tandis que le ferment de la fièvre typhoïde épidémique paraît plutôt se développer à la suite de l'encombrement d'organismes sains.

Il restait aussi à établir le diagnostic différentiel, non pas entre toutes les fièvres éruptives, mais entre la rougeole et la fièvre typhoïde. La marche de la maladie suffisait pour nous éclairer. La rougeole n'a pas cette marche lente. Elle a en effet des prodromes plus courts et une marche plus rapide. Le catarrhe oculo-nasal et la bronchite qui l'accompagnent éclairent la situation. Son éruption n'est pas aussi discrète et elle n'est pas composée de taches rosées petites, mais de taches rouges irrégulièrement arrondies, le plus souvent réunies en groupes irréguliers, dessinant des demi-cercles, qui par leur fusion couvrent fréquemment de larges surfaces. Point de stupeur. Enfin les symptômes abdominaux font défaut.

Dans le cours de l'épidémie nous avons eu quelques cas de rougeole dont le diagnostic a été toujours facile à établir.

La pneumonie peut quelquefois donner lieu à des difficultés. Il y a en effet des pneumonies qui prennent le masque typhoïde et qui peuvent amener quelque hésitation. Le début brusque de cette affection, le frisson violent qui l'accompagne, souvent la pleurésie concomitante, l'auscultation et la percussion, la marche de la chaleur, l'étude du pouls suffisent pour éloigner toute incertitude (1).

Parmi les maladies que nous recevions pendant l'épidémie, il se trouvait des rhumatismes articulaires aigus, des dysenteries, des bronchites, des phthisies. Le diagnostic de ces affections s'établissait aisément. Du reste, l'examen du pouls et de la température permettait presque toujours d'éviter toute erreur. — Nous pourrions ici étendre le cercle des affections et tenter d'établir le diagnostic différentiel entre elles et la dothiénentérie. Dans quel but ? Chercher à développer l'ampleur de ce chapitre ? Mais où serait l'in-

(1) Nous avons vu, ailleurs, commettre l'erreur opposée et prendre une fièvre typhoïde pour une pneumonie, et cela par des gens fort habiles, qui auraient évité cette méprise par une étude plus approfondie des symptômes, et par l'examen des urines que nous avons indiqué plus haut.

térêt? Nous n'avons pas à établir un parallèle entre ces affections diverses. Ce que nous désirons, c'est de rapporter ce que nous avons vu, ce que nous avons fait. Eh bien, dans les lignes précédentes, nous avons énuméré les maladies que nous avons eu à traiter, en même temps que la fièvre typhoïde et qu'il a fallu, par cela même, distinguer de celle-ci.

Traitement. — Nous croyons pouvoir reproduire à la tête de ce chapitre ce que nous écrivions en 1862 au conseil de santé des armées, à l'occasion d'une epidémie de fièvre typhoïde que nous avions observée à Nemours (division d'Oran) (1). Nous disions : « Dans l'étude que j'ai faite des nombreux cas de fièvre typhoïde que j'ai eu à traiter, je suis arrivé à un résultat que je ne crois pas dénué d'une certaine valeur. Il consiste dans la constatation d'un état hyperhémique des viscères et des membranes muqueuses dans les cas d'une certaine gravité. Cette hyperhémie des viscères, surtout celle des viscères abdominaux et thoraciques que nous pouvons explorer par la plessimétrie, a été établie par ce moyen physique d'exploration. Quant à celle des reins, je l'ai reconnue par les recherches que j'ai faites sur les urines, recherches qui m'ont donné, dans les cas graves, une albuminurie fugace ou persistante pendant quelques jours, se manifestant quelquefois conjointement avec une épistaxis ou la précédant de quelques heures. Cette albuminurie apparaissant subitement et disparaissant de même, à quoi peut-elle être attribuée, si ce n'est à la congestion des reins, et ne voit-on pas dès lors le lien qui existe entre elle et les hyperhémies des viscères et des muqueuses? Je remarque que l'hyperhémie de la rate est admise par tous les mé-

(1) L'Académie de médecine a bien voulu accorder une médaille d'argent à la relation de cette épidémie en 1862.

decins. Cette hypérémie n'existe-t-elle pas dans le tube digestif, où seule et sans ulcérations préalables elle peut donner lieu à des manifestations hémorrhagiques, comme elle devient aussi la source de l'épistaxis quand elle siége avec une certaine intensité sur la pituitaire ?

J'aurais pu, en me fondant sur les expériences de Claude Bernard, attribuer cet état d'hypérémie à une lésion fonctionnelle ou autre du grand sympathique et édifier ainsi une nouvelle théorie de la fièvre typhoïde. J'ai pensé qu'il était plus convenable de résister à cette tentation, et de m'en tenir purement et simplement aux faits que je crois avoir constatés. C'est en ayant égard à cet état congestif, qui ne constitue pas évidemment toute la maladie, mais qui est un de ses éléments essentiels, que je me rends compte de l'action des évacuants en général et des purgatifs en particulier, dans le traitement de la fièvre typhoïde.

Les purgatifs ne me paraissent pas seulement destinés, comme le disent quelques médecins, à débarrasser le tube digestif des matières âcres et bilieuses qu'il peut contenir, mais surtout à dissiper les congestions diverses qui se manifestent dans le cours de cette affection et qui, jointes aux autres éléments qui composent cette pyrexie, en augmentent la gravité. »

Or, depuis 1862, dans les hôpitaux d'Oran, d'Aumale, de Blidah, d'Alger et plus tard de Vincennes, notre conduite thérapeutique dans le traitement de cette affection était restée la même, et elle nous avait presque toujours procuré de bons résultats. Nous ne guérissions pas certainement tous nos typhoïdes, mais les moyennes favorables que nous obtenions, ne le cédaient en rien à celles des autres médications. Nous n'avions donc aucun motif pour abandonner notre conduite habituelle. — Les purgatifs nous paraissaient d'ailleurs d'autant plus indiqués que nous observions souvent au début l'état hypérémique de tout le réseau capillaire souscutané, joint à un état saburral très-prononcé. Nous débutions donc par un éméto-cathartique, et, comme l'état saburral persistait encore le lendemain, nous donnions un ou deux verres d'eau de Sedlitz. A ces moyens nous ajoutions de l'oxycrat sur le front pour combattre la céphalalgie persistante, un cataplasme sur le ventre et nous accordions dès le deuxième jour du bouillon matin et soir. Dans quelques cas très-rares nous avons eu recours à des émissions sanguines légères à l'aide de quelques sangsues appliquées à l'anus, ou de quelques ventouses scarifiées sur la fosse iliaque droite ou sur le thorax. Le traitement ainsi institué était continué pendant quelques jours et nous nous efforcions d'entretenir la liberté du ventre, en administrant à deux ou trois jours d'intervalle un verre d'eau de Sedlitz et en en surveillant l'effet de manière à ne pas produire une diarrhée incoercible. Nous ajoutions peu à peu des aliments légers au bouillon et aux potages, et le malade parcourait ainsi les phases plus ou moins graves de la pyrexie. Cette manière d'opérer nous avait donné de beaux résultats. Il n'en a plus été de même dans l'épidémie actuelle et force nous a été de changer. L'hypérémie ne jouait plus ici le principal rôle, c'était le système nerveux qui présidait aux indications et qui servait de régulateur. Sa prépondérance physiologique n'avait point été amoindrie par la pyrexie. Celle-ci au contraire l'avait encore agrandie et portée à un développement extraordinaire. Nous n'avions donc plus à combattre ou a réfréner un état hypérémique, mais à rétablir l'harmonie dans ce système nerveux si fortement ébranlé, et qui par sa mobilité et son état d'ataxie, livrait toute la machine organique, sans défense, aux causes de destruction qui l'entouraient, et dont l'excès de température était une des principales. Aussi, tout en débutant le plus ordinairement par un éméto-cathartique que réclamait l'état saburral des voies digestives, nous nous hâtions d'agir sur le système nerveux lui-même, par le musc, le camphre, l'éther, etc., le bouillon, auquel nous substituions rapidement des potages, et nous avons obtenu parfois de bons résultats. Pendant que nous agissions ainsi sur le système nerveux, nous cherchions à obtenir une diminution dans l'hyperthermie en recourant au sulfate de quinine à la dose de 5 à 6 décigrammes (1), à la teinture de digitale à la dose de 25 à 30 gouttes, aux lotions vinaigrées tièdes ou à la température ordinaire. A ces moyens nous ajoutions les soins de propreté de la bouche et les gargarismes.

Des lavements émollients ou laxatifs étaient administrés, pour combattre la tendance à la constipation, qui se manifestait quelquefois. Lorsque au contraire la diarrhée prenait le dessus et inspirait quelques inquiétudes, nous donnions le sous-nitrate de bismuth à la dose de 4 à 6 grammes. Il nous a rendu des services que nous ne saurions méconnaître. — Cette médication ne pouvait cependant suffire à toutes les indications et a dû varier fréquemment.

Chez la plupart de nos malades, nous pourrions dire chez tous, il y avait un fonds d'anémie qui ne tardait pas à se faire jour, après l'ébullition des premiers phénomènes pyrétiques. Il fallait donc chercher à reconstituer la crase

(1) Nous avons eu recours au sulfate de quinine. Cependant nous voudrions prémunir nos confrères contre l'emploi de ce médicament, dont on use aujourd'hui, selon nous, peut-être trop facilement et non sans danger, dans le traitement de la fièvre typhoïde.

du sang. Aussi, outre le bouillon et les potages (1), nous empressions-nous de prescrire le vin que nous donnions sous forme de limonade vineuse, à laquelle nous ajoutions du vin de quinquina. Mais ce tonique précieux était souvent insuffisant pour réveiller la vitalité engourdie et prête à se dissoudre. Nous avions alors recours aux stimulants, au café noir, au thé additionné d'alcool, à l'acétate d'ammoniaque, au vin cordial du formulaire additionné d'extrait de quinquina, à la potion antiseptique. En même temps nous agissions sur la surface cutanée par les cataplasmes légèrement sinapisés et quelquefois par les sinapismes. — Le délire devenait-il très-intense ou du coma tendait-il à se manifester, nous administrions encore les boissons tempérantes additionnées d'une certaine quantité de vin, les antispasmodiques étaient utilisés et nous appliquions des vésicatoires au cou ou aux extrémités inférieures et quelquefois, mais rarement, sur la tête. Chez quelques délirants nous avons utilisé la glace sur la tête, non sans avantage. Dans les cas où nous avons reconnu des symptômes de méningite spinale, les ventouses scarifiées le long du rachis, la cautérisation transcurrente sur la même région, ou les vésicatoires étaient mis en œuvre. La marche de ces symptômes de méningite spinale était si rapide, que toute médication à longue portée, était contre-indiquée de prime abord.

Mais là ne se bornaient pas les accidents.

La poitrine prenait-elle une part trop large à l'affection ?

(1) Dans quelques cas malheureusement très-rares, nous nous sommes laissé guider par l'instinct des malades, qui réclamaient des aliments. — Malgré le délire, la stupeur, la fréquence du pouls, la chaleur exagérée, la sécheresse de la langue, le ballonnement du ventre, nous accordions des aliments substantiels. Nous n'avons eu qu'à nous louer de cette manière de faire.

Nous cherchions à agir par la position. Nous faisions élever le haut du corps à l'aide d'un matelas plié en double et formant un plan incliné, de la tête aux pieds. Nous intervenions par le kermès, afin de faciliter l'expectoration, par les ventouses sèches appliquées en grand nombre aux extrémités inférieures ou à la base de la poitrine, par quelques ventouses scarifiées sur la poitrine, et enfin par l'emploi de vésicatoires, *loco dolenti*.

Un autre élément qui a éveillé toute notre sollicitude a été fourni par le ballonnement abdominal. Après des médications nombreuses parmi lesquelles la ponction abdominale doit être rangée, nous avons eu recours au charbon végétal à la dose de 8 à 10 grammes. Cette prescription a réussi quelquefois et a échoué plus souvent. Une autre médication, qui a pour but de réveiller la tonicité des intestins, consiste dans l'administration du sulfate de soude, 30 grammes dans une faible quantité d'eau (200 grammes), pris en deux fois, à demi heure d'intervalle, et après l'action purgative, on donne de l'infusion d'anis édulcorée. Celle-ci agit sur l'intestin, réveille sa tonicité et y produit une stimulation propre à le ramener à son fonctionnement physiologique. Cette thérapeutique a été quelquefois utile. Nous avons eu encore recours à la noix vomique, à l'huile essentielle de térébenthine, sans utilité bien marquée.

Contre l'albuminurie, nous n'avons pas eu à instituer une médication. Le traitement général et l'amélioration qui en était la conséquence y mettaient un terme.

Quelques-uns de nos malades se plaignaient vivement de l'absence de sommeil et réclamaient avec instance un médicament narcotique. Ces plaintes se sont produites à deux époques différentes. Chez les uns, c'était au début de la première période ; chez les autres, c'était à la fin de cette période. Nous avons employé le chloral à la dose de 2 à 4 grammes, et la plupart en ont retiré un véritable bénéfice.

Il va sans dire que les accidents divers dus à la position déclive des régions ont été combattus par les moyens appropriés. — Le collutoire boraté nous a été d'une grande utilité contre le muguet.

Nous avons eu l'occasion de parler de la méthode de Brand, qui paraissait devoir être d'une grande efficacité dans cette forme particulière de fièvre typhoïde, cette forme ataxique, si nettement accusée. Malgré une certaine prévention que nous avions contre elle, prévention qui résultait d'un échec qui pouvait être attribué à la méthode, nous y avons encore eu recours dans quelques cas. Nous sommes obligé de reconnaître que l'insuccès a été complet. En résumé, il n'existe point de traitement uniforme de la fièvre typhoïde. Il varie suivant la forme de la pyrexie, suivant le génie épidémique et suivant certaines indications fournies par l'examen consciencieux du malade.

Soins généraux et hygiéniques. — Nous avons, autant qu'il a dépendu de nous, surveillé nos malades. Nous les avons empêchés de se lever pour satisfaire leurs besoins (1), ce qui les expose à des syncopes mortelles. Nous avons examiné souvent les régions déclives que nous avions mises à l'abri des pressions, à l'aide de ronds et de bourrelets. Nous avons fait faire sur ces régions des lotions avec le vin aromatique, l'eau alcoolisée, l'eau phéniquée. Nous avons employé pour désinfecter les locaux et les déjections, le

(1) Il est quelquefois impossible d'obtenir une obéissance complète de certains malades qui s'obstinent à se lever. Il faut alors transiger et les faire surveiller avec d'autant plus de soin. Nous n'avons du reste pas eu de mort subite.

permanganate de potasse, le sulfate de fer, l'acide phénique. Les chlorures désinfectants ont été répandus dans tous les locaux qui pouvaient en admettre, et enfin avec les moyens de ventilation puissants dont on dispose dans cet hôpital, nous avons eu recours aux fumigations aromatiques matin et soir et souvent encore au milieu du jour. Nous avons tenu la main à ce que la plus grande propreté régnât partout et toujours sur les malades et sur tout ce qui les entourait, et, dès qu'un typhoïde arrivait dans le service, il était soumis à des lotions générales d'eau légèrement vinaigrée et tiède. — Une pratique toujours utile en ces circonstances, souvent indispensable, consiste à affecter deux lits à chaque typhoïde.

Devons-nous ajouter que, malgré tous nos efforts, nous n'avons pu l'adopter. Nos premiers typhoïdes avaient été placés au milieu de nos malades atteints d'affections sporadiques. De crainte de la contagion, nous nous sommes hâté de faire évacuer tous ceux de ces derniers qui pouvaient quitter leur lit. Mais à peine étaient-ils partis qu'ils étaient remplacés par des typhoïdes nouveaux, qui ont, au bout de peu de temps, occupé nos trois salles. Nous étions sans doute loin d'approuver cette accumulation de malades de toutes sortes et de typhoïdes. Nous n'avons point pu obtenir que ces derniers fussent isolés. Ce n'est que plus tard, que fut décidée la création au camp d'une ambulance, destinée au traitement des maladies sporadiques, tandis que l'hôpital continuait à recevoir les typhoïdes. C'était là, sans nul doute, une excellente mesure, qui aurait pu être prise plus tôt. — Nous sommes obligé de confesser que, quoique nous fussions partisan de l'isolement des typhoïdes, leur mélange avec les autres malades n'a pas eu les suites fâcheuses que nous redoutions. Nous n'avons vu en effet que deux de nos malades contracter la fièvre dans nos salles. L'un y était en traitement pour un rhumatisme articulaire aigu et l'autre pour une cystite. Nous n'ignorions pas que le contagium de la pyrexie typhoïde a moins de puissance que celui des fièvres éruptives, mais nous craignions cependant de lui voir prélever un plus grand nombre de victimes. Notre crainte venait des notions vagues que nous possédons et du mystère qui enveloppe ce sujet si grave... le génie épidémique.

Une autre mesure que nous n'avons pas pu approuver, a consisté dans l'évacuation sur le Val-de-Grâce des blessés, et sur le Gros-Caillou des vénériens de l'hôpital de Vincennes. Par cela même que ce dernier établissement avait reçu les premiers typhoïdes, il pouvait être considéré comme contaminé. Dès lors son isolement devait paraître nécessaire. En agissant autrement, nul danger n'a été signalé, ni au Gros-Caillou, ni au Val-de-Grâce.

Nous devons tenir compte de tous ces faits, parce qu'ils éclairent certaines questions obscures et méconnues, et surtout parce qu'ils prouvent qu'il existe bien des nuances dans la famille des affections infectieuses et épidémiques.

Un autre détail très-curieux est le suivant. Pendant toute toute la durée de l'épidémie, la buanderie du Val-de-Grâce a reçu, pour le lessiver, le linge sale, de Vincennes. Là encore, malgré toutes les prévisions, point d'accidents.

Enfin le 25 septembre, alors que nous avions encore 35 typhoïdes dans nos salles, on y a replacé de nouveau les malades ordinaires, sans dangers ultérieurs évidents.

Tous ces faits, presque tous en contradiction avec les données ordinaires de la science, et démontrant ce qu'il y a de vague et d'obscur dans cette grave question des épidémies, doivent-ils faire accepter les idées exclusives de quelques médecins, qui pensent que le contagium de la fièvre typhoïde n'est transmissible que par des voies spéciales et déterminées, telles que les eaux, les déjections des typhoïdes? Nous croyons qu'il y a beaucoup de légèreté dans ces opinions si tranchées, et que la vérité, en ces délicates questions, ne peut être que la fille du temps et des recherches laborieuses et persévérantes.

Puisque nous en sommes aux questions d'hygiène publique, ne désertons pas ce terrain, sans en aborder une qui a une grande importance à nos yeux. Au début de ce travail, nous avons donné l'observation du fusilier Voirin et et nous avons indiqué les motifs qui nous engageaient à la transcrire. Nous voulions : 1° faire connaître l'essai malheureux que nous avions fait de la méthode de Brand ; 2° établir le rapport anatomo-pathologique qui existait entre ce cas et ceux de l'épidémie.

De ce rapport en jaillit un autre, savoir, celui des causes productrices. D'où cette conclusion qu'une réceptivité plus grande avait produit chez cet homme des résultats qui chez les autres ne devaient se manifester que plus tard. Élargissant cette donnée, et nous livrant à une hypothèse qui nous paraît permise dans la circonstance, ne pouvons-nous pas nous autoriser de ce fait, pour établir que si la fièvre typhoïde sporadique ou épidémique (1) sévit si souvent sur nos militaires, c'est parce qu'en tout temps se fait sentir sur eux l'action des causes déprimantes, tantôt l'insuffisance de l'alimentation, tantôt l'encombrement dans les chambrées,

(1) Nous parlons surtout de la fièvre typhoïde épidémique, car pour la fièvre typhoïde sporadique il est difficile d'en déterminer les causes productrices d'une manière précise.

tantôt les fatigues, et quelquefois toutes ces causes réunies...

Nous laissons actuellement de côté les causes spontanées, et toutes les causes extérieures, telles que les émanations putrides des fosses d'aisances, des égouts, etc., pour nous en tenir à celles que nous avons plus spécialement en vue.

Nous ne voulons examiner que cette influence des causes déprimantes, parmi lesquelles nous plaçons au premier rang, les passions tristes, le chagrin, l'ennui, la crainte! Quel est en effet le sentiment qui est le plus souvent mis en œuvre chez nos hommes? Il nous en coûte de le dire, mais notre devoir est de chercher et de dire la vérité : eh bien, selon nous, c'est le sentiment de la crainte. Partout et toujours domine l'idée de la punition, la crainte du châtiment! Quant aux passions expansives, à celles qui donnent la santé et permettent la lutte avec les causes de maladie, qui s'en préoccupe? N'est-il pas temps de porter l'attention de ce côté? Il faut récréer nos soldats, il faut les divertir, leur donner la gaieté qui surmonte les difficultés de la vie et en supprime les misères! Il faut diminuer les charges qui pèsent sur eux, amoindrir le fardeau qui les accable (1), ne pas les laisser dans l'ennui des exercices fatigants et sans variété. Au lieu de consacrer plusieurs heures à des travaux monotones, faites-leur faire leur instruction un peu plus lentement. Elle n'en sera que meilleure. Conduisez nos hommes au gymnase. Laissez-leur une certaine liberté. Faites faire des promenades, qui ne soient point des fatigues. Que la musique fasse entendre ses gais refrains dans la cour du quartier, plusieurs fois par semaine. Faites cultiver la danse, l'escrime, la boxe même, et peut-être

(1) Nous parlons des charges et du fardeau, au point de vue moral.

qu'un jour nous verrons disparaître ces fatales épidémies qui déciment, tous les ans, quelques-uns de nos régiments.

Ici se termine ce que nous avons à dire sur l'épidémie de Vincennes. Il y aurait un deuxième travail à entreprendre dans lequel nous indiquerions tous les moyens que nous croyons propres à prévenir le retour de ces épidémies. Nous pensons avoir posé les jalons nécessaires à l'élucidation de cette grande et grave question de prophylaxie, qui intéresse également l'État et les familles (1).

Appendice. — Nous nous proposions de donner plusieurs observations prises parmi celles que nous avons recueillies. Après réflexion nous croyons pouvoir nous contenter d'en donner cinq. Elles suffiront pour en caractériser l'affection et en déterminer la nature.

Lericolais (Auguste), deuxième conducteur au 32e d'artillerie, âgé de vingt-deux ans, né à Romagny-Martin (Manche), entre à l'hôpital de Vincennes le 28 juillet 1874. Il est au service depuis le 4 mars 1874. Nous copions le cahier de visite. Malade depuis quinze jours. Sans renseignements bien nets, vu l'état d'obtu-

(1) Établir les bases de la prophylaxie de la dothiénentérie serait œuvre méritoire. Malheureusement elle est bien difficile actuellement, à cause de l'obscurité qui règne sur quelques points relatifs à la genèse de l'affection. Cependant certains faits sont acquis, et il faut en tenir compte. En effet, quelle que soit l'origine de la pyrexie, qu'elle soit spontanée ou contagieuse, on s'accorde à reconnaître que pour éviter le transport du contage, il y a à prendre des mesures contre l'air qui enveloppe le malade, contre les effets et le linge qui servent à son usage, contre les sécrétions et excrétions qui en émanent. Ces notions sont positives. Il ne s'agit plus que d'en tirer les conséquences, dans l'intérêt de la société ! Celle-ci n'a-t-elle pas institué les quarantaines dans un but de préservation sociale, et ne s'est-elle pas ainsi affranchie des désastres de certaines épidémies et notamment de la fièvre jaune ? Le droit d'établir une surveillance sur les typhoïdes, d'empêcher le développement des épidémies, existe indubitablement au même titre. Il appartient à l'autorité qui a pour mission de veiller à la sécurité de la cité et à sa salubrité ! Sous quelle forme se manifestera-t-il ? Comment s'exercera cette surveillance ? C'est ce qu'il est prématuré d'établir dès à présent, où tout est à faire dans cette voie nouvelle, d'autant plus que la routine commande l'abstention et le laisser faire.

sion intellectuelle et de délire fugace du sujet. Il sort de l'infirmerie du régiment. C'est tout ce que nous en apprenons.

Actuellement facies accablé, prostré, rouge, de même que toute l'habitude extérieure, dont le réseau capillaire est injecté. — Céphalalgie. — Trémulence des lèvres. — Intelligence obtuse, délirante. — Pouls modérément développé, dépressible, à 120. — Peau sudorale. — Langue muqueuse, blanche et collante. — Abdomen mou, douloureux dans la fosse iliaque droite. — Taches rosées. — Soif grande. Anorexie.

Urine de couleur orange; traitée par l'acide nitrique, diaphragme indigo et diaphragme d'albumine.

P. D. — Lim. tart. 3. — Pot. ipéca. 1 gr. et sulf. de soude 20 gr. — Oxycrat. — Cat.

29 juillet. — Agitation continuelle pendant la nuit; jactitation. — Le délire est plus prononcé qu'hier. — Pouls à 102. — Température 40°,2. — La face, prostrée, est couverte de sueur. — Langue sèche et muqueuse. — Abdomen développé. — Soif grande. — Émission involontaire des urines et des fèces. — La potion cathartique a produit des vomissements et des selles.

P. B[on]. — Lim. tart. 4. — Sedlitz 1 verre. — Pot. gom. éthérée à 1 gr. — Oxycrat. — Cat.

Le soir, à trois heures, l'eau de Sedlitz n'ayant point déterminé de selles, lavement laxatif.

30. — Agitation continuelle. — Dans son délire, il veut fuir sans cesse son lit. Lorsqu'on l'interpelle ses réponses paraissent raisonnables; elles sont lentes. — Plus de trémulence des lèvres, mais soubresauts des tendons. — Stupeur. — Pouls petit, fréquent, à 130°. — Température 39. — Respiration dyspnéique, à 32. — Langue muqueuse et collante. — Abdomen ballonné, couvert de taches rosées. — Gargouillement dans la fosse iliaque droite. — Émission involontaire des urines et des fèces.

Poitrine sonore; râles sibilants et ronflants.

Hier, à deux heures, il y a eu des épistaxis abondantes qui ont nécessité un tamponnement, et la température était tombée à 38°,5.

P. B[on]. — Orange. — 4 p. vin. gén. — Lim. tartr. 4. — Pot. antiseptique. — Pot. gom. avec éther 2 grammes. — Pot. émulsive camphrée pour le soir. — Cat. sin. aux membres infér. — Oxycrat. — Lim. térébenthiné sur le ventre.

Dans la journée, la position ne s'améliore pas et la nuit est aussi agitée que la précédente. Vers le matin il tombe dans le coma et meurt une heure avant la visite.

Autopsie pratiquée le 1er août, à huit heures du matin :

Organes de la digestion. Intestins. Il existe des lésions au-dessus et au-dessous de la valvule iléo-cœcale. Dans le cœcum, dans une longueur de 20 centimètres sur 2 ou 3 de largeur, la muqueuse est exulcérée et d'un gris brun. Sur la valvule et au-dessus d'elle, il existe une tuméfaction très-marquée, constituée par le développement pathologique des plaques de Peyer et des follicules de Brunner. Ces derniers, d'un rouge brun prononcé, affectent une forme pustuleuse. Les plaques de Peyer sont très-saillantes, résistantes et dures, fortement colorées en rouge, présentant un relief de 2 à 3 millimètres sur la muqueuse voisine injectée, molles à leur surface, qui est inégale, mamelonnées et offrant en outre, sur quelques mamelons, de la matière jaune amorphe. Quelques-unes ont une longueur de 6 à 8 centimètres sur 2 à 3 de largeur; d'autres plus petites ont de 3 à 4 centimètres. Ces plaques altérées existent dans une longueur de 2 mètres environ, à partir de la valvule. Celles qui sont plus éloignées sont moins développées, moins injectées et plus molles. Enfin, plus haut encore que ces dernières, on remarque quelques plaques complétement normales.

Estomac. Il contient un liquide brunâtre et présente une injection presque ecchymotique dans le voisinage du cardia, dans une étendue de 6 à 8 centimètres carrés. Le reste de la muqueuse est normal.

Ganglions mésentériques, tuméfiés. Leur tissu, d'un rose pâle pour quelques-uns, d'un rouge veineux pour d'autres, est mou et se désagrège facilement sous la pression du doigt.

Rate. D'un brun violacé à l'extérieur, elle a 20 centimètres de longueur sur 15 à 16 de largeur et 8 à 9 d'épaisseur. Elle est molle et crépite lorsqu'on la comprime entre les doigts. A l'intérieur, sa couleur est lie de vin. Elle est friable, se déchire sous un effort peu considérable, mais ne laisse pas écouler la boue splénique par la pression.

Foie. D'un rouge pâle à sa face convexe, avec quelques points d'injection disséminés et plus rouges, et d'un jaune pâle bien manifestement anémié à sa face concave. Il est résistant, ne se laisse pas pénétrer par le doigt, et contient une faible quantité de sang. Sa coupe est lisse, et sa couleur intérieure est d'un brun pâle.

La vésicule est modérément distendue par une bile poisseuse d'un vert foncé.

Reins, hypérémiés. L'hypérémie est plus marquée dans la couche corticale que dans les pyramides.

Organes de la respiration et de la circulation. Cœur mou, plus développé qu'à l'ordinaire. Les cavités gauches sont vides. Un peu de sang liquide dans le cœur droit, dont l'endocarde est brunâtre et imbibée de sang.

Le ventricule gauche est friable. Le ventricule droit est plus résistant. Les fibres musculaires, examinées au microscope, sont striées.

Poumons. Engoués, principalement le poumon droit, dont le lobe moyen présente, outre l'engouement, un état d'œdème très-manifeste.

Système nerveux. Injection des méninges, plus prononcée dans la pie-mère, qui est en rapport avec les circonvolutions latéro-externes des hémisphères, et de la couche corticale de de ces circonvolutions. Un peu de liquide céphalo-rachidien existe sous l'arachnoïde et lui communique une teinte opalescente. Sablé du centre ovale de Vieussens. Un peu de sérosité sanguinolente se trouve dans les ventricules latéraux. La consistance du tissu cérébral est assez grande. Rien de particulier ni dans le cervelet, ni dans le mésocéphale. Un peu d'hypérémie existe au niveau de la moelle allongée.

Gabert (Jean-Baptiste), deuxième soldat au 3e régiment d'infanterie de marine, au régiment depuis le 30 décembre 1873, entre à l'hôpital le 28 janvier 1874. Son billet porte ce qui suit : «Fièvre et embarras gastrique. — Malade depuis six jours. — A eu hier une forte diarrhée. — Vient à la visite pour la première fois.»

Etat actuel. Facies pâle, abattu. — Intelligence assez nette. — Réponses faciles. — Pouls à 90. — Langue à peine muqueuse. — Abdomen à peine développé, douloureux à la pression de la fosse iliaque droite, présentant quelques taches ombrées. — Soif grande. — Aronexie.

P. B^on. — Lim. tart. 3. — Sedlitz 1 v. — 3 vent. scarif. fosse iliaque. — Cataplasme.

29. —Facies pâle, prostré. — Intelligence obtuse. — Pouls plus développé dicrote, à 84°. — Température à 41. — Langue sèche. — Abdomen développé, ballonné, sans douleur à la pression; taches ombrées, taches rosées. — Soif. — Aronexie. — Sibilations dans les deux côtés de la poitrine.

Urine de couleur orange, un peu trouble, contenant du mucus; traitée par l'acide nitrique diaphragme indigo et diaphragme d'albumine.

P. B^on. — Lim. tart. 4. — Vin quinquina. — Oxycrat. — Cataplasme. — Lotions vinaigrées.

30. — Insomnie et agitation pendant la nuit. — Facies pâle. — Stupeur. — Intelligence obtuse. — Pouls à 100. — Température 40°,2. — Langue sèche. — Abdomen moins ballonné. — Taches ombrées et taches rosées, persistantes. — La pression abdominale ne détermine point de douleur. — Soif grande. — Anorexie.

Respiration dyspnéique à 28. — Râles sibilants et ronflants.

P. B^on. — Orange. — Lim. tart. 4. Sedlitz 1 verre. — Liniment teréb. — Oxycrat. — Lotions vinaigrées.

31. — Délire la nuit. — Face pâle. — Stupeur. — Pouls fréquent, dépressible, à 120. — Température 40°,2. — Langue sèche, râpeuse. — Abdomen ballonné. — Les taches persistent. — Émission involontaire des urines et des fèces. — Actuellement le malade est absorbé en lui-même, dans un état semi-comateux.

Respiration dyspnéique à 32. — Râles sibilants et ronflants.

P. B^on. — Orange. — 4 port. vin. — Lim. tartr. 4. — Pot. antisept. — Café édulc. — Oxycrat. — Liniment térébent. — Cat. sinap. aux jambes.

Le soir, à trois heures, la position ne s'est point améliorée, et nous prescrivons : potion gommeuse avec acétate d'ammoniaque, 30 grammes, vésicatoires aux mollets, cataplasmes sinapisés aux cuisses.

1er août. — État comateux. — Respiration trachéale. — Pouls petit et presque insensible, à 140-150. — Température à 40°,2. — Abdomen ballonné. — Émission involontaire des urines et des fèces.

P. B^on. — Vin. — Sinapismes, etc.

Il meurt à onze heures du matin.

Autopsie pratiquée le 2 août, à huit heures et demie du matin.

Intestins. Dans le gros intestin on aperçoit dans le cœcum de l'injection et une éruption confluente de petits follicules (éruption psorentérique).

Au niveau de la valvule et en remontant dans l'intestin grêle, on trouve disséminées des plaques de Peyer, dures, résistantes, formant un relief de 2 à 3 millimètres sur la muqueuse voisine; les unes rouges ou brunâtres, fortement injectées, les autres grisâtres, tuméfiées, mais sans injection bien caractérisée. On remarque à la face muqueuse de quelques-unes, de la matière jaune amorphe, en petite quantité. Toutes les plaques de Peyer sont altérées, et on peut en compter de vingt-six à vingt-huit répandues dans une étendue de 3 mètres environ, à partir de la valvule.

Outre les plaques, il existe une éruption de follicules de Brunner et une troisième éruption formée de follicules plus petits et constituant la psorentérie.

Dans toute l'étendue de l'intestin grêle, la muqueuse est injectée en certains points, séparés par des portions de muqueuse normale. L'appendice iléo-cœcal est tuméfié et agrandi et sa cavité élargie contient un liquide brunâtre.

Les ganglions mésentériques sont tuméfiés, rouges, ramollis.

Estomac. Dans le voisinage du cardia et dans une étendue de 10 à 12 centimètres carrés, siége une injection très-vive, comme ecchymotique, de la muqueuse, qui est grisâtre ailleurs.

Foie. D'un rouge brun dans le petit lobe et dans la moitié gauche du grand lobe, d'un rouge vif dans la moitié droite de ce lobe. Sa coupe est lisse et sa couleur intérieure est d'un rouge pâle à droite, brunâtre dans le petit lobe et brun foncé dans la moitié gauche du grand lobe. Les veines sus-hépatiques contiennent un peu de sang diffluent, mais le tissu du foie est sec, tenace, résistant, non friable.

La vésicule est peu développée et contient une bile d'un jaune pâle, diffluente.

Rate. D'un brun chocolat à l'extérieur et d'un brun foncé à l'intérieur. Elle a 14 centimètres de longueur sur 10 de largeur et 7 d'épaisseur. Elle est consistante, résiste à la pression du doigt, non crépitante. Son tissu ressemble à du muscle coloré en brun.

Reins. Hypérémiés. L'injection de la couche corticale est très-prononcée, mais elle existe aussi dans les autres couches. La capsule se détache difficilement, et on enlève avec elle des fragments du tissu cortical.

Organes de la respiration et de la circulation. Poumons. Engoués, surtout dans le lobe inférieur gauche, dont la base est splénisée dans une petite étendue. La splénisation existe aussi à la base droite, plus faible qu'à gauche. Les lobes pulmonaires sont relativement petits et atélectasiés.

Cœur. Les cavités gauches sont vides; le ventricule droit contient un petit caillot peu consistant, accompagné de quelques gouttes de sang diffluent. Le tissu des ventricules est mou, mais ne se déchire pas sous une pression assez forte. — Dans l'aorte on remarque un caillot fibrineux peu volumineux et de l'hypérémie disséminée dans une assez grande étendue de sa membrane interne.

Système nerveux cérébro-spinal. Injection des méninges, et principalement de la dure-mère et de la pie-mère. Celle-ci est plus injectée au niveau des circonvolutions latéro-externes des deux hémisphères. La couche corticale du cerveau présente un piqueté très-fin en rapport avec cette injection de la pie-mère.

L'arachnoïde a une teinte opalescente, qui lui est communiquée par le liquide céphalo-rachidien placé sous elle, et qu'on aperçoit par la transparence de la méninge.

Le tissu cérébral est un peu mou. Un peu de liquide sanguinolent se trouve dans les deux ventricules latéraux. Les plexus choroïdiens sont plus rouges et injectés. — Rien de particulier dans les autres régions.

Girard (Edmond-François-Joseph-Jean-Baptiste), premier servant au 16e d'artillerie, attaché à l'école d'escrime, né le 10 novembre 1851, à Aix (Bouches-du-Rhône), entre à l'hôpital le 27 septembre 1874, accusant huit jours de maladie.

Il a eu, dit-il, au début de la céphalalgie et des frissons suivis de faiblesse générale, de soif et d'aronexie. Trois jours plus tard est survenu un mal de gorge. Depuis deux jours il va mieux, et il espérait guérir en gardant la chambre, mais le médecin de l'école d'escrime a décidé son envoi à l'hôpital. Il assure qu'il se porte bien actuellement, qu'il a de l'appétit et il demande à manger. Le médecin de garde, qui le voit à ce moment, condescendant à son désir, lui prescrit une demi-portion de pain, un œuf sur le plat, de la limonade tartrique et un gargarisme émollient.

Nous le voyons à notre contre-visite; il est levé, se promène dans la salle. — Nous ne remarquons rien de particulier dans son facies. — Le pouls est à 72, mais la température cutanée nous frappe. Elle est développée et beaucoup au-dessus de la normale. — En examinant sa gorge, nous constatons la présence d'un exsudat pultacé sur les deux amygdales. Nous voulons diminuer son alimentation, mais il se récrie si vivement contre notre décision, que nous lui laissons sa demi-portion de pain.

28. — Sommeil. — Céphalalgie. — Facies pâle. — Pouls à 78. — Température 40°,4. — Langue sèche. — Pharynx sec et légèrement douloureux. Les glandes sous-maxillaires sont tuméfiées. — Abdomen sans développement anormal sans gargouillement — sans taches rosées. — Soif. — Appétit. — Le malade veut absolument manger.

P. Verm. — Biscuit. — Raisin. — Lim. tart. 2. — Orge miel. — Garg. émol. — Linim. camp. op. — Ped. sinap.

29. — Sommeil. — Facies pâle, un peu bouffi. — Céphalalgie. — Pouls à 90. — Température 41°. — Langue muqueuse, blanche. Le voile du palais, couvert d'un exsudat pultacé, est tuméfié, rouge; la luette est développée. — L'abdomen est un peu plus volumineux. — Soif plus vive. — Appétit. — Deux selles.

P. Verm. — Bisc. — Raisin. — E. g. éd. 2. — O. miel. 2. — 8 pil. sulf. qui. à 0,1. — Pot. gom. teint. digit. 20 gouttes. — Garg. émol.

Le soir, à trois heures, l'état fébrile est augmenté. — Température 41°,8. — Quatre pilules nouvelles de sulfate de quinine.

30. — Sommeil. — Facies prostré. — Céphalalgie frontale. — Pouls à 90. — Température à 40°. — Langue humide, un peu grisâtre et collante. — Abdomen modérément développé, douloureux dans la fosse iliaque droite où la pression produit du gargouillement. — Taches rosées. — Soif grande. — Anorexie.

P. B[on]. — Eau gom. éd. 2. — Orge miel. 2. — 10 pil. sulf. qui. à 0,1. — Pot. gom. acét. d'amm. 20 gr. — Pot. antisep. — Cat. sinap.

A trois heures, on nous apprend qu'il a eu des vomissements.

— La prostration est plus grande. — Pouls petit, à 90. — Température 41°,4. — Le scrotum est rouge, tuméfié. — Les testicules paraissent plus développés qu'à l'état normal et, en revanche, les adénites sous-maxillaires ont disparu.

1er octobre. — Un peu de sommeil. — Céphalalgie moindre. — Pouls à 96. — Température 40°,2. — Intelligence un peu obtuse, mais les réponses aux questions sont lucides. — Langue un peu sèche, collante, grisâtre à la base, rouge à la pointe. Exsudation persistante au voile du palais. — Abdomen un peu plus développé, sensible à la pression, sans douleur bien manifeste. — Tuméfaction du scrotum et des testicules. — Soif. — Appétit. — Quatre selles.

P. 1/2 verm. — Bisc. — Poire. — 2 port. vin gén., etc. — Garg. astringent. — Catap.

2. — Il paraît être mieux. — Sommeil. — Facies meilleur. — L'intelligence est plus nette. — Pouls à 84. — Température à 38°,2. — Langue muqueuse et blanche. — Abdomen un peu développé. — Taches rosées persistantes. — Soif. — Appétit.

P. 1/2 verm. — Bisc. — Pom. cuite. — 2 port. vin et le reste *ut suprà.*

3. — Délire hier dans la soirée, suivi de sommeil. —Le délire a reparu ce matin, et il persiste actuellement; il est bruyant. — Pupilles contractées. — Pouls à 78. — Température 38°,2. — Langue un peu sèche, légèrement muqueuse et jaunâtre. — Abdomen un peu développé, sans douleur à la pression. — Émission involontaire des urines et des fèces. — Sept selles. — Tuméfaction du scrotum et des testicules moindre.

P. 1/2 verm. — Biscuit. — Raisin. — Eau gom. éd. 2. — O. miel. — Pot. émul. camph. — Pot. gom. avec laurier cerise, 6 grammes. — Collutoire boraté. Catapl. sinap. aux jambes.

Le soir, à trois heures, le délire continuant, nous prescrivons application de glace sur la tête.

4. — Le délire a disparu et a été remplacé par un état semi-comateux. — Stupeur. — Pouls à 90. — Température 39°,2. — Langue un peu sèche, muqueuse. — Abdomen développé. — Taches rosées persistantes. — Émission involontaire des urines et des fèces.

P. Bon. — E. gom. éd. 2. — Pot. gom. avec alcool. 40 grammes. — Pot. gommeuse, acétate d'am. 21 gr. — Vésic. sur la tête. — Sinap. aux jambes.

Mais la respiration, libre jusqu'alors, devient saccadée, râlante, et le malade expire à une heure et demie de l'après-midi.

Autopsie pratiquée le lendemain à neuf heures du matin :

Tube digestif. Rien de particulier dans le gros intestin. Au niveau de la valvule et jusqu'à 180 centimètres en remontant dans l'iléon, on aperçoit des plaques de Peyer, les unes molles et ulcérées près de la valvule, les autres plus dures et situées plus haut dans l'intestin. Elles sont de dimensions différentes, variant de 3 à 5 et 6 centimètres de longueur sur 2 à 3 de largeur.

Dans le voisinage des plaques existent un certain nombre de follicules de Brunner, ronds, tuméfiés, formant une saillie de 3 à 4 millimètres. Les plaques de Peyer, altérées, sont au nombre de 20, et on aperçoit au-dessus d'elles quelques plaques normales. Injection de la muqueuse de l'extrémité inférieure de l'intestin grêle, principalement dans le voisinage des plaques de Peyer.

L'estomac est divisé en deux parties bien distinctes : l'une cardiaque avec injection ecchymotique ; l'autre pylorique grisâtre et normale.

Les ganglions mésentériques sont tuméfiés, rouges, ramollis.

Foie, d'un rouge brun à sa face convexe et d'un brun foncé à l'intérieur. Les capillaires placés sous la capsule de Glisson sont hypérémiés. Sa coupe est lisse. Son tissu est friable et un peu sec. Bile poisseuse, d'un vert foncé, assez abondante.

Rate, développée, de couleur chocolat à l'extérieur et lie de vin à l'intérieur. Elle a 14 centimètres de longueur sur 8 de largeur et 5 d'épaisseur. Pressée entre les doigts, elle crépite, et la boue splénique ne s'écoule pas facilement.

Reins, hypérémiés fortement. Ils ont une couleur brune foncée dans leurs différentes couches.

Organes de la circulation et de la respiration. Le cœur est mou. Le ventricule gauche est vide; le ventricule droit contient un peu de sang diffluent. Pas de liquide dans le péricarde, mais à la surface du ventricule droit il existe une pseudo-membrane, blanche, nacrée.

Les lobes inférieurs des poumons sont engoués. Le lobe supérieur du poumon droit présente un tissu cicatriciel dans une étendue de 4 centimètres de hauteur sur un de largeur. Autour de ce tissu dont la surface est rugueuse, dure, inégale, le tissu pulmonaire est ridé. En l'incisant, on découvre une caverne pulmonaire qui contient de la matière caséiforme.

Système nerveux cérébro-spinal. Injection des méninges, et principalement de la pie-mère, des circonvolutions latéro-externes des deux hémisphères. Liquide céphalo-rachidien sous l'arachnoïde et teinte opaline de celle-ci. Sablé du centre ovale de Vieussens. Le tissu cérébral paraît un peu ramolli. Un peu de liquide sanguinolent dans les deux ventricules latéraux. Les autres régions ne donnent lieu à aucune remarque particulière.

Nous ne voulons point nous livrer à des réflexions sur ces diverses observations. Cependant nous ne pouvons nous empêcher de faire observer que les adénites sous-maxillaires ont joué ici le même rôle que la parotide. Il y a eu en effet métastase dans la véritable acception de ce mot. Nous ne croyons pas que cette particularité ait été signalée.

Enfin nous voulons ajouter que les autopsies du début de l'épidémie ont fait noter les mêmes altérations que celles que nous avons constatées à la fin.

Cette dernière observation est vraiment curieuse à cause de la persistance qu'a mise le malade à affirmer qu'il avait de l'appétit et qu'il se portait bien, alors que le thermomètre indiquait 40°. Puis n'est-il pas étrange de voir le pouls tomber de 96 à 84°, la température de 40°, 2 à 38°, 2 et cet état persister pendant deux jours et en définitive aboutir à une terminaison fatale ! N'est-ce pas une nouvelle preuve de l'exagération des médecins qui pensent en soustrayant seulement de la chaleur, guérir leurs malades !

Breuille (Léon), du 2e régiment du train d'artillerie, est sorti de l'hôpital (1re division) le 2 août, après guérison d'un embarras gastrique. Il y rentre le 6 août. Il nous raconte qu'au moment de sa sortie de l'hôpital il se portait assez bien et avait bon appétit; seulement, depuis quelques jours, il avait des étourdissements et de la lourdeur de tête. Cet état se maintint pendant deux jours, mais le troisième il dut se présenter à la visite, parce qu'il avait une céphalalgie vive, de la faiblesse générale, de la soif et de l'anorexie. Il est envoyé d'urgence dans nos salles le quatrième jour.

Etat actuel. Facies coloré, inquiet, yeux injectés. — Céphalalgie générale. — Intelligence obtuse. — Pouls à 120. — Température à 39°. — Langue muqueuse, blanche, épaisse. — Abdomen développé. — Taches rosées. — Gargouillement dans la fosse iliaque droite. — Soif grande. — Anorexie.

P. D. Lim. tart. 3. — Pot. ipéca stib. — Sulf. quin. 0,6 — Oxycrat. — Cat.

7. — La nuit a été agitée; délire assez violent. — Ce matin, facies moins coloré qu'hier, plus abattu, prostré; — yeux injectés. — Subdélire. — Pouls à 96. — Température à 39°,1. — Langue muqueuse et blanche. — Abdomen développé. — Taches rosées. — Vomissements et deux selles.

Urine orange contenant du mucus; traitée par l'acide nitrique diaphragme bleu et diaphragme d'albumine.

P. Bon. — Lim. tart. 4. — 1/2 verre eau de Sedlitz. — Sulf. quin. 0,6. — Cataplasme.

8. — L'agitation a été encore grande la nuit. — Le délire a été moindre. — Ce matin, facies abattu, prostré. — L'intelligence est meilleure. — Vertiges. — Céphalalgie. — Pouls à 92. — Température à 39°. — Langue muqueuse et blanche. — Abdomen développé. — Soif moindre. — Appétit. — Trois selles involontaires.

P. Bon. — Bisc. — 2 port. vin. — Lim. tart. 3. — Sedlitz 1/2 verre. — Sulf. quin. 0,6. — Oxycrat. — Catapl.

9 et 10. — Même état. — Le délire persiste. — La respiration devient dyspnéique, et les sibilations sont entendues à distance. — Mélange de crépitation et de sous-crépitation à la base droite.

P. Bon. — Bisc. — 2 p. vin. — Lim. tart. 4. — Pot. gom. ext. de Kina. 4 gr. — 6 pilules camphrées nitrées. — 6 ventouses scarifiées.

11. — Le délire continue la nuit, et ce matin le malade a repris son intelligence. — Découragement. — Facies prostré. — Pouls à 102. — Température 39°,4. — Langue sèche et muqueuse. — Soif grande. — Émission involontaire des urines et des fèces.

P. B[on]. — Bisc. 4 port. vin., etc.

12. — L'agitation ne cesse point la nuit et le malade veut fuir son lit. — Il est violent, et il frappe l'infirmier de garde. — Ce matin, le délire existe encore. — Le facies est anxieux. — Tremblement des membres. — Soubresauts des tendons. — Pouls à 108. — Température 41°. — Langue sèche, muqueuse et collante. — Les taches rosées persistent, ainsi que le gargouillement et l'émission involontaire des urines et des fèces.

P. B[on]. — Bisc. — 4 part. vin généreux. — Lim. tartr. 4. — Pot. gom. musc. 0gr,5. — Pot. antispasm. — Oxycrat.

14. — Nuit plus tranquille que les précédentes, et il y a eu du sommeil. — La stupeur existe, mais l'intelligence reparaît et les yeux ont une bonne expression. — Pouls à 120. — Température 40°. — Langue sèche. — Abdomen développé. — Taches rosées. — Sudamina. — Il y a eu des selles involontaires.

P. B[on]. — Bisc. — 4 p. vin généreux, etc.

16. — Sommeil. — Facies meilleur, avec moins de stupeur; il est pâle. — Intelligence assez nette. — Pouls à 84. — Température à 39°. — Langue grisâtre, légèrement muqueuse. — Appétit. — Trois selles.

P. B[on]. — Bisc. — Raisin. — 4 port. vin généreux. — Lim. tart. 4. — Pot. antispasm. — Linim. térébenthiné.

18. — État général bon. — Mais le malade se plaint de transpirations abondantes. — Pouls à 72. — Température 38°,2. — Langue grisâtre. — Abdomen moins développé. — Sudamina. — Appétit. — Soif encore grande. — Depuis hier, du muguet s'est manifesté à la voûte palatine et sur le voile du palais.

P. Verm. — Biscuit. — Raisin. — 4 port. vin. — E. gom. éd. 4. — Pot. antispasm. — Pot. ext. de kina 4 gr. — Collut. boraté.

20. — Transpirations très-abondantes quand il s'endort. — Facies pâle. — Pas de céphalalgie. — Intelligence nette. — Pouls à 78. — Température 38°,6. — Langue muqueuse. — Abdomen encore développé. — Taches rosées. — Sudamina. — Appétit.

— Soif modérée. — Constipation. — Le muguet a diminué.

P. Demi pan. — Biscuit. — Raisin, etc. — Pot. gom. avec ext. de kina. 4 gr. — Café édulc. — 5 pil. sulf. quin. — Lin. téréb. — Collut. boraté.

25. — État général bon ; les transpirations persistent, ainsi que le muguet. — Desquamation.

P. 1/2 port. — Panade. — O. pl. — Poire cuite, etc. — Garg. astring.

30. — Sommeil. — Facies pâle. — Pouls à 78. — Température 37°,8. — Langue muqueuse et jaunâtre. — Abdomen aplati. — Desquamation. — Soif modérée. — Appétit. — Une selle.

P. 1/2 port. — Panade. — Bisc. — Pom. cuite. — Eau gom. 2. — Lavem. émol., etc.

10 septembre. — Le malade continue à aller bien. — Son facies reste pâle, anémié. — Il a des sueurs toute la nuit, et parfois elles le forcent de changer plusieurs fois de chemise. — Son intelligence est nette, sa parole aisée. — Pouls à 72, mais variant facilement à cause de son impressionnabilité très-grande et atteignant les chiffres de 90 et 100. — Température à 37°2. — Langue grisâtre, légèrement muqueuse. — Abdomen un peu développé et sans douleur à la pression. — Appétit. — Soif. — Constipation. — Le muguet a disparu.

P. Une port. panade. — Om. vol. — 2 port. vin. Eau gom. éd. 2. — Pot. ext. kina 4 gr. — Vin cord. — 6 pil. sulf. qui. — Lav. émol.

16. — Les sueurs continuent encore, mais elles sont moins abondantes. — Facies pâle. — Pouls à 72. — Température 36°5. — Langue rosée, à peine muqueuse. — Abdomen mou. — Sudamina. — Soif modérée. — Deux selles.

Mêmes prescriptions.

30. — Les sueurs se sont encore manifestées ces jours derniers, mais elles ont cessé depuis deux nuits. — L'état général est bon. — L'appétit excellent.

P. 2 port. lég. frais. — Rôti. — 4 port. vin. — Régl. 2. — Sulf. qui. 0,2. 4 bols d'ext. kina à un gr.

Il sort de l'hôpital le 1er octobre pour se rendre dans sa famille et y jouir d'un congé de convalescence que nous lui avons fait obtenir.

Lecque (Achille), du 13e d'artillerie, né à Vanbrechies (Nord), entre à l'hôpital le 30 juillet 1874. Il nous dit qu'il se sent fatigué depuis trois semaines et qu'il a été obligé de se faire exempter de service. Mais son exemption a été de courte durée, à cause des observations de ses camarades. Depuis trois jours la fatigue a augmenté et il a eu de la céphalalgie, de la soif et de l'aronexie. Il a cependant conduit ses chevaux au polygone pour l'inspection générale, mais au retour il a pris le lit et a dormi. Le deuxième jour il est entré à l'infirmerie, et le troisième jour il a été envoyé à l'hôpital. Il affirme ne pas avoir eu d'insomnie.

Etat actuel. Céphalalgie légère. — Facies abattu, prostré. — Intelligence assez nette. — Vertiges et bourdonnements d'oreilles. — Pouls dicrote, à 90. — Température 39°5. — Langue jaunâtre muqueuse, collante. — Abdomen un peu développé. — Taches rosées. — Gargouillement dans la fosse iliaque droite. — Soif grande. — Anorexie. — Constipation depuis deux jours.

P. D. Lim. tart. 3. — Pot. ipéca. un gr. sulf. soude. 20 gr. — Oxycrat. — Cataplasme.

31. — Un peu de sommeil la nuit. — Facies abattu, prostré. — Intelligence nette. — Pouls à 100. — Température 39°,8. — Langue muqueuse, brunâtre. — Abdomen un peu développé. — Gargouillement. — Soif plus grande. — Anorexie. — Vomissements et deux selles après la potion.

P. Bon. — Lim. tart. 4. — Sedlitz un verre. — Oxycrat. — Catap.

1er août. — Sommeil agité. — Facies abattu, prostré. — Céphalalgie. — Intelligence assez nette. — Pouls à 92. — Température 39°,5. — Langue muqueuse, brunâtre. — Abdomen un peu plus développé. — Gargouillement. — Soif grande. — Anorexie. — Trois selles.

Urine de couleur citrine; traitée par l'acide nitrique diaphragme bleu surmonté d'un diaphragme d'albumine et précipitation de nitrate d'urée.

P. Bon. — Orange. — Lim. tart. 4. — Sedlitz un verre. — Sulf. qui. 0,6. — Oxycrat. — Cat.

2. — Se plaint des sueurs qui l'ont empêché de dormir. — Son intelligence paraît nette. — Pouls à 84. — Température 39°,5. — Les autres symptômes restent comme auparavant.

P. B^on — Orange. — 2 port. vin généreux. — Lim. tart. 4. — Sedlitz un verre. Sulf. quin. 0,6. — Vin kina. — Oxycrat. — Cataplasme.

4. — La nuit a été agitée. — Il y a eu du délire. — Ce matin, l'intelligence est assez nette. — Pas de céphalalgie. — Facies pâle et prostré. — Pouls à 102. — Température à 39°,5. — Langue muqueuse, jaunâtre, un peu sèche. — Abdomen peu développé, plus mou. — Anorexie. — Soif grande. — Quatre selles.

P. B^on. — Orange. — 2 port. vin gén., etc.

7. — Agitation et délire pendant la nuit, et le matin il y a un état de calme. — Stupeur. — Pouls à 108. — Température 40°2. — Langue sèche, muqueuse, brune. — Abdomen ballonné. — Taches rosées. — Sudamina. — Émission involontaire des urines et des fèces la nuit dernière. — Il y a de la toux et des crachats muqueux, grisâtres, visqueux. — Poitrine submate à droite. — Râles sibilants et ronflants dans les deux côtés en arrière, avec des râles sous-crépitants à la base droite.

P. B^on. — Bisc. — 4 port. vin généreux. — Lim. tart. 2. — Eau gom, éd. 2. — Pot. gom. ext. kina 4 gr. — Pot. gom. kerm. 0^gr,5 et Ox. blanc d'antim. 2 gr. — 6 pil. camph. nitr. — Vésic. poit. — Catap.

8. — Agitation et délire toute la nuit. On est obligé de le surveiller de près pour l'empêcher de quitter son lit. — Le délire continue ce matin; cependant, lorsqu'on l'interpelle, il répond assez bien aux questions. — Stupeur et trémulence des lèvres lorsqu'il parle. — Il se plaint de l'insomnie. — Céphalalgie moindre. — Langue sèche. — Pouls à 102. — Température 40°,2. — 40 respirations. — Abdomen ballonné. — Sudamina. — Persistance des taches rosées. — Emission involontaire des urines et des fèces.

Mêmes prescriptions.

10. — Grande agitation la nuit. — Stupeur profonde. — Plaintes continuelles. — Il demande le sommeil à haute voix. — Son intelligence, lorsqu'on l'interpelle, paraît assez nette, et il répète ses plaintes sur l'absence de sommeil. — Tremblement des membres. — Pouls à 120. — Température 39°,3. — Langue humide, moins muqueuse. — Abdomen ballonné. — Émission involontaire des urines et des fèces. — Respirations moins fréquentes, à 30.

P. Bon. — Bisc. — 4 port. vin généreux. — Lim. tart. 2. — E. gom. éd. 2. — Pot. ext. kina. 4 gr. — Café éd. — 6 pil. camph. nitr. — Lin. téréb.

Le soir, à trois heures, prescription d'une potion gommeuse avec chloral 2 grammes.

12. — Malgré le chloral, l'absence de sommeil continue. — Délire. — Vociférations. — Stupeur. — Pouls à 116. — Température 39°,4. — Langue sèche. — Abdomen ballonné. — Émission involontaire des urines et des fèces. — Excoriations à la région sacrée.

P. Bon. — 4 port. vin. — Lim. tart. 4. — Pot. gom. musc. 0,5. — Pot. charb. végét. 10 gr. — Lin. téréb. — Panst. vin aromatique. — Nous sommes obligé de l'isoler à cause de ses cris continuels.

13. — Agitation continuelle. — Vociférations. — Cependant la stupeur est moindre. — Pupilles très-contractées. — Pouls à 120. — Température 39°,5. — Langue sèche. — Abdomen ballonné. — Sudamina. — Taches rosées. — Soif moindre. — L'émission involontaire des urines et des fèces persiste.

Mêmes prescriptions.

15. — L'agitation continue. — Il parle toujours, et les pensées qu'il exprime sont assez raisonnables. — Il paraît excité à parler et comme poussé par une force irrésistible. — Mouvements convulsifs des muscles de la face. — Celle-ci est pâle et amaigrie. — Pupilles contractées. — Soubresauts des tendons. — Pouls à 112. — Température 39°,2. — Langue sèche. — Abdomen ballonné. — Taches rosées persistantes. — Soif grande. — Émission involontaire des urines et des fèces.

Mêmes prescriptions, plus vésicatoire sur la tête.

16. Insomnie. — Agitation. — Pupilles contractées. — Il parle sans cesse pendant la nuit. — Ce matin il est plus tranquille. — Stupeur. — Fuligo. — Tremblements des membres. — Soubresauts des tendons. — Langue sèche. — Abdomen moins ballonné. — Taches rosées. — Sudamina. — Émission involontaire des urines et des fèces. — Apparition du muguet à la voûte palatine.

Mêmes prescriptions, plus collutoire boraté.

18. L'agitation, qui était un peu moindre hier, est aussi grande qu'auparavant. — Délire. — Pupilles contractées. — Pouls à 102. — Température 39°,3. — Respirations à 36. — Langue moins sèche, un peu muqueuse, avec quelques points

de muguet. — Toux fréquente. — Expectoration muqueuse, puriforme. — Abdomen ballonné. — Soif encore grande. — — Appétit. — Émission involontaire des urines et des fèces.

P. Bnn. — Bisc. — 4 port. vin. — Pot. gom. musc. 0,5. — Pot. antisp. — Pot. hermét. et Ox. blanc d'antim. 2 gr. — Borax.

20. — Moins d'agitation. — Point de cris. — Un peu de sommeil. — Parole plus tremblée. — Sueurs sur le front et les joues. — Moiteur de toute la surface cutanée. — L'intelligence est plus calme, moins délirante. — Les pupilles sont plus dilatées. — Langue humide, à peine muqueuse. — Abdomen ballonné. — Outre les sudamina, il y a une éruption miliaire de petites taches rouges de un millimètre de diamètre, surmontées d'une vésicule blanche. — Soif. — Appétit, malgré le muguet qui persiste. — Emission involontaire des urines et des fèces. — Excoriations à la région sacrée.

P. 1/2 verm. — Bisc. — Raisin. — 2 port. vin. — Eau gom. éd. 2. — Orge miel. 2. — Pot. gom. kermét. 0,2 et Ox. blanc d'antim. 2 grammes. — Pot. émuls. camphr. — Café éd. — Alun. — Pansement au vin aromatique.

23. — Hier, l'agitation avait été aussi intense que dans les premiers jours, mais la nuit a été plus tranquille et il y a eu un peu de sommeil. — Le facies est meilleur. — Le regard est intelligent. — L'amaigrissement est considérable. — Pouls à 96. — Température à 39°,4. — Langue rosée à la pointe, grisâtre à la base, avec quelques points de muguet. — Abdomen moins développé. — Appétit. — Soif encore grande. — Deux selles involontaires.

P. 1/2 portion. — 1/2 panade. — Poire cuite. — 4 port. vin. gén. — Eau gom. éd. 2. — Orge miel. 2. — Café édul. — Vin cordial. — Collut. borat. — Garg. ast. — Pans.. vin aromatique.

25. — Sommeil. — Facies plus ouvert, plus intelligent. — Pouls à 92. — Température 39°5. — Langue rosée. — Abdomen moins développé. — Soif encore grande. — Appétit. — La toux est devenue plus rare. — L'expectoration est muqueuse, grisâtre, rare. — Premier bruit du cœur prolongé, légèrement soufflé.

P. 1/2 port., etc.

27. — État général bon. — Facies intelligent, exprimant la

satisfaction. — Pouls à 84. — Température 39°,6. — Abdomen moins développé. — Sudamina et desquamation. — Appétit. — Soif encore grande. — Une selle involontaire.

P. Chocolat. — Une port. vermic. — Om. Lég. frais. — 4 port. vin généreux. — O. miel. 2. — Eau gom. éd. 2. — Café édul. — Garg. ast. — Kina et vin arom. pour pansement.

29. — Sommeil. — Facies bon, pâle, amaigri, comme, du reste, tout le corps. — Pouls à 72. — Température à 36°,2. — Intelligence nette. — Parole facile, moins tremblée. — Langue rosée à la pointe, un peu sèche au centre. — Abdomen encore un peu développé. — Desquamation. — Appétit. — Une selle. — Soif moindre. — La région sacrée est en bonne voie.

Mêmes aliments et mêmes potions. On diminue la tisane.

10 septembre. — Le mieux continue. — Il commence à se lever. — L'appétit se développe. — La voix se raffermit. — Les digestions sont régulières. — Il mange les deux portions, et il sort de l'hôpital le 18 septembre pour aller jouir d'un congé de convalescence dans sa famille.

OBSERVATIONS MÉTÉOROLOGIQUES RECUEILLIES

(EXTRAITES DU REGISTRE

	PESANTEUR ATMOSPHÉRIQUE.			TEMPÉRATURE A L'OMBRE.			HYGROMÈTRE. THERMOMÈTRE	
	BAROMÈTRE à 9 heures du matin.	THERMOMÈTRE attaché.	BAROMÈTRE réduit à 0.	MAXIMUM.	MINIMUM.	MOYENNE.	SEC.	MOUILLÉ.
1873. — Octobre.....	758.11	12.67	756.96	15.21	6.42	10.82	11.06	9.45
— Novembre...	756.67	8.60	748.72	13.48	2.81	6.44	6.36	5.44
— Décembre...	767.16	6.07	66 38	6.13	0.22	3.17	2.62	2.14
1874. — Janvier.....	763.48	6.01	763.06	7.22	1.09	4.15	3 58	3.00
— Février......	759.80	5.57	759.22	7.21	0.76	3.22	2.14	2.02
— Mars........	765.34	8.01	764.35	11.34	2.22	6.81	6.08	4.68
— Avril........	757.37	11.18	756.01	16.90	3.86	10.54	11.25	10.67
— Mai.........	757.25	12.98	755 66	17.54	6 20	11.87	13.17	10 01
— Juin........	762 26	18.64	759.98	23.70	12.43	18.06	18.66	15.59
— Juillet......	761.75	22.42	759.42	28.28	15.40	22.24	20.92	19.42
— Août........	761.24	19.22	758.88	22.50	13 75	18.12	19.19	16.27

A L'HOPITAL MILITAIRE DE VINCENNES

D'OBSERVATIONS).

HYGROMÈTRE. TENSION DE LA VAPEUR.	HYGROMÈTRE. HUMIDITÉ RELATIVE.	ÉTAT DU CIEL.	PLUIE OU NEIGE.	VENTS. DIRECTION.	VENTS. INTENSITÉ.		L'APPRÉCIATION DES BELLES JOURNÉES ne peut guère se représenter que par l'état plus ou moins couvert du ciel, indiqué jusqu'à 5 exclusivement.
7.78	82.77	6.35	1.93	$\overset{10}{NE}$ $\overset{5}{E}$ $\overset{2}{SE}$ $\overset{7}{SO}$ $\overset{3}{O}$ $\overset{4}{NO}$	1.74	Pluie, 12 j.	9 j. au-dessus de 5
6.34	87.4	6.63	1.43	$\overset{12}{N}$ $\overset{4}{NE}$ $\overset{5}{E}$ $\overset{1}{SE}$ $\overset{2}{SO}$ $\overset{1}{O}$ $\overset{5}{NO}$	2.23	— 3	8 —
5.27	91.7	6.67	3.22	$\overset{1}{N}$ $\overset{15}{NE}$ $\overset{1}{S}$ $\overset{5}{SO}$ $\overset{9}{NO}$	1.45	— 3	6 —
5.46	90.93	6.60	1.79	$\overset{2}{N}$ $\overset{2}{NE}$ $\overset{3}{E}$ $\overset{4}{SE}$ $\overset{10}{S}$ $\overset{5}{SO}$ $\overset{2}{O}$ $\overset{3}{NO}$	1.09	Pluie, 10 Neige, 1	10 —
6.26	87.00	7.25	0.80	$\overset{4}{N}$ $\overset{11}{NE}$ $\overset{1}{E}$ $\overset{1}{SO}$ $\overset{11}{NO}$	1.34	Grêle, 2 Pluie, 9 Neige, 1	9 —
5 99	84.48	5.41	0.36	$\overset{3}{N}$ $\overset{5}{NE}$ $\overset{2}{E}$ $\overset{4}{SE}$ $\overset{4}{SO}$ $\overset{5}{O}$ $\overset{8}{NO}$	1.45	Pluie, 4 Neige, 4	4 —
9.42	92.01	5.10	0.82	$\overset{2}{NE}$ $\overset{3}{E}$ $\overset{6}{SE}$ $\overset{7}{S}$ $\overset{5}{SO}$ $\overset{14}{O}$ $\overset{3}{NO}$	1.07	— 9	13 —
8.35	77.7	5.9	1.33	$\overset{2}{N}$ $\overset{6}{NE}$ $\overset{1}{E}$ $\overset{1}{SE}$ $\overset{12}{SO}$ $\overset{3}{O}$ $\overset{6}{NO}$	1.54	— 11	9 —
11.50	70.66	6.00	1.34	$\overset{8}{NE}$ $\overset{2}{E}$ $\overset{2}{SE}$ $\overset{4}{SO}$ $\overset{1}{O}$ $\overset{13}{NO}$	1.6	— 13	10 —
16 02	86.73	3.58	1 108	$\overset{12}{NE}$ $\overset{3}{E}$ $\overset{4}{SE}$ $\overset{3}{SO}$ $\overset{2}{O}$ $\overset{7}{NO}$	1.5	— 9	19 —
12.45	75.42	5.48	0.60	$\overset{5}{N}$ $\overset{3}{NE}$ $\overset{1}{SO}$ $\overset{66}{O}$ $\overset{16}{NO}$	1.12	— 12	11 —

DÉTACHEMENT D'INFIRMIERS DE L'HOPITAL DE VINCENNES

Au 25 juillet 1874, il existait....	13 76	Infirmiers de visite. — d'exploitation.
Total......	89	
Reçu le 2 août..................	2 8	Infirmiers de visite. — d'exploitation.
Total......	10	
Reçu le 4 août..................	17	Infirmiers auxiliaires du 30e bataillon de chasseurs à pied.
— le 9 —	8	Infirmiers auxiliaires du 39e de lig.
— le 29 —	12	— d'exploitation.
Total......	136	
Entrés à l'hôpital pendant le mois d'août........................	7	Auxiliaires
Le 20 août rentrant à leur corps...	8	Du 39e de ligne.
Entrés à l'hôpital du 1er au 15 septembre......................	7	
Le 19 septembre rentrés à leur corps.	10	Auxiliaires du 30e bataillon de chasseurs à pied.
Le 23 — — —	7	Auxiliaires du 30e bataillon de chasseurs à pied.
Partis en permission du 15 au 30 septembre....................	5	
Total......	44	
Le 1er octobre reste.......	92	Soit un infirmier atteint par l'épidémie sur 9,71.

CORPS QUI ONT EU DES MALADES PENDANT L'ÉPIDÉMIE

3e Régiment d'infanterie de marine.........	Bastion.
9e Bataillon de chasseurs à pied (dépôt)....	Vincennes.
30e Bataillon de chasseurs à pied............	Nogent.
36e Régiment de ligne......................	Fort de Charenton.
39e — —	Vincennes.
74e — —	Camp de Saint-Maur.
76e — —	Fort de Romainville.
Ecole de gymnastique......................	— de la Faisanderie.
12e, 13e, 32e Artillerie....................	— de Vincennes (fort neuf).
1re Compagnie d'ouvriers d'administration...	— — (vieux fort).
2e Régiment du train d'artillerie............	— — (fort neuf).
4e Régiment du train des équipages.........	Camp de Saint-Maur.
1re et 4e sections d'ouvriers d'administration.	Fort de Vincennes (vieux fort).
1re section d'infirmiers militaires...........	Hôpital de Vincennes.

MOUVEMENT DE L'HOPITAL DE VINCENNES

Depuis le 25 juillet jusqu'au 1er octobre 1874.

DATES DES ENTRÉES.	PRÉSENTS.	ENTRANTS.		SORTANTS.	MORTS.	RESTANTS.	FIÉVREUX.	BLESSÉS.	VÉNÉRIENS.
		MALADIES sporadiques.	FIÈVRE typhoïde.						
				JUILLET					
25	192	9	dont 1	7	»	194	112	51	31
26	194	2	— »	6	»	190	112	46	32
27	190	11	— 4	»	»	201	122	47	31
28	201	15	— 7	9	»	207	121	49	31
29	207	18	— 10	8	»	217	132	46	29
30	217	28	— 19	6	»	239	141	47	29
31	239	33	— 26	7	1	264	160	49	30
				AOUT					
1	264	77	dont 64	5	2	334	257	49	28
2	334	64	— 54	12	4	382	307	49	26
3	382	61	— 54	10 + 59[1]	7	370	324	19	27
4	370	43	— 27	14	1	398	351	20	27
5	398	32	— 20	28	3	400	357	15	28
6	400	14	— 12	4	6	404	362	13	29
7	404	18	— 7	7 + 26[2]	1	388	372	14	2
8	388	16	— 11	15	1	388	375	13	»
9	388	21	— 14	2	1	406	391	14	1
10	406	12	— 8	»	2	416	401	14	1
11	416	12	— 4	10	3	415	399	15	1
12	415	11	— 5	3	3	420	400	16	4
13	420	17	— 9	1	5	431	409	16	6
14	431	12	— 5	8	3	432	409	16	7
15	432	18	— 6	45 + 44[3]	3	358	346	11	1

CRÉATION DE L'AMBULANCE DU CAMP.

A partir de ce jour, les typhoïdes seuls entrent à l'hôpital de Vincennes.

		Ambulance.	Hôpital.						
16	358	2	12	»	1	371	359	11	1
17	371	»	4	»	3	372	360	11	1
18	372	7	8	6	2	379	367	11	1
19	379	5	3	2 + 7[4]	1	376	366	9	1
20	376	12	2	3 + 24[5]	3	361	351	9	1
21	361	4	3	3	»	365	355	9	1

1. Évacués sur le Val-de-Grâce. — 2. Évacués sur le Gros-Caillou. — 3. Évacués sur le Val-de-Grâce. — 4. Val-de-Grâce. 5. Grande-Gerbe.

DATE DES ENTRÉES.	PRÉSENTS.	ENTRANTS.		SORTANTS.	MORTS.	RESTANTS.	FIÉVREUX.	BLESSÉS.	VÉNÉRIENS.
		AMBULANCE.	HÔPITAL.						
				AOUT (*suite*)					
22	365	5	5	3 + 1[1]	4	368	358	9	1
23	368	1	1	44	3	322	312	9	1
24	322	»	5	1	2	324	315	9	1
25	324	4	1	5 + 1[2]	1	323	313	9	1
26	323	4	2	»	»	325	315	9	1
27	325	10	2	7	1	329	319	9	1
28	329	10	2	4	1	336	326	9	1
29	326	2	»	5 + 10[3]	1	312	302	9	1
30	312	7	2	5 + 20[4]	2	294	284	9	1
31	294	8	2	1	1	297	287	9	1
				SEPTEMBRE					
1	297	9	2	49	»	259	249	9	1
2	259	8	3	36 + 9[5]	»	225	215	9	1
3	225	3	4	5	»	227	217	9	1
4	227	6	»	3	»	230	220	9	1
5	230	6	4	7 + 20[6]	»	213	203	9	1
6	213	6	1	9	»	211	201	9	1
7	211	7	3	17	»	204	194	9	1
8	204	2	»	9	»	197	187	9	1
9	197	5	»	3	»	199	189	9	1
10	199	3	1	1	»	202	192	9	1
11	202	3	1	4	»	202	192	9	1
12	202	3	2	13	»	194	189	4	1
13	194	7	6	1	»	206	201	4	1
14	206	2	»	»	»	208	203	4	1
15	208	4	3	43	»	172	167	4	1
16	172	3	2	3	»	174	169	4	1
17	174	1	»	6	»	169	164	4	1
18	169	1	»	6 + 10[7]	»	154	149	4	1
19	154	4	3	4 + 12[8]	»	143	138	4	1
20	143	4	»	8	»	139	134	4	1
21	139	1	»	»	»	140	135	4	1
22	140	1	»	9	»	132	127	4	1
23	132	»	»	4	»	128	122	5	1
24	128	1	1	7	»	123	117	5	1
25	123	4	»	3	»	124	117	5	1
26	124	1	2	4	»	123	116	5	1
27	123	»	3	6 + 7[9]	»	113	107	5	1

1. Evacué sur le Val-de-Grâce. — 2. Evacué. — 3. Grande-Gerbe. — 4. Ambulance du camp de Saint-Maur. — 5. Evacués sur le Val-de-Grâce. — 6. Evacués sur la Grande-Gerbe. — 7. Evacués sur le Val-de-Grâce. — 8. Grande-Gerbe. — 9. Evacués sur la Grande-Gerbe.

DATE DES ENTRÉES.	PRÉSENTS.	ENTRANTS.		SORTANTS.	MORTS.	RESTANTS.	FIÉVREUX.	BLESSÉS.	VÉNÉRIENS.
		AMBULANCE.	HÔPITAL.						
SEPTEMBRE (*suite*)									
Suppression de l'ambulance du camp. Tous les malades sont envoyés indistinctement à l'hôpital.									
28	113	4	»	+ 3[1]	2	112	106	5	1
29	112	2	»	»	»	114	107	6	1
30	114	9	»	1	1	121	111	8	2

1. Evacués sur le Val-de-Grâce.

A partir du 16 août, l'hôpital a été affecté aux typhoïdes exclusivement. Tous les autres malades ont été soignés dans une ambulance organisée au camp de Gravelle, et qui n'était qu'une annexe de l'hôpital; afin de donner une idée exacte de la marche de l'épidémie nous avons établi le tracé ci-joint qui avec les chiffres des entrées indique aussi les décès pendant la période épidémique.

CONCLUSION

Nous avons montré dans le cours de ce travail les nombreux points de contact qui existent entre la fièvre typhoïde et le typhus, et nous avons insisté sur la similitude du mode d'origine des deux pyrexies. Toutes deux apparaissent en effet à la suite de l'influence exercée sur l'organisme en état de réceptivité, par un agent miasmatique inconnu dans son essence, mais dont les conditions de développement ont été étudiées et sur lesquelles nous pouvons avoir prise. Or, grâce aux progrès de l'hygiène publique et de l'hygiène privée, certaines maladies ont complétement disparu du sein des sociétés européennes ; d'autres ont été mitigées, atténuées par des pratiques ingénieuses, fécondes en heureux résultats ! Est-il téméraire de penser que ce qui a eu lieu pour la peste et les fièvres pernicieuses puisse et doive se faire pour la fièvre typhoïde et le typhus ! C'est peut-être l'œuvre de nos jours, œuvre généreuse et grande entre toutes, et bien digne d'exciter l'ardeur des travailleurs ! Ce sera peut-être aussi l'honneur du dix-neuvième siècle d'avoir effacé du cadre des maladies européennes, la fièvre typhoïde épidémique et le typhus !

FIN.

Graphique représentant { 1° *Les entrées pour fièvre typhoïde et les dates de ces entrées :* 2° *Les décès par fièvre typhoïde et les dates de ces décès.*

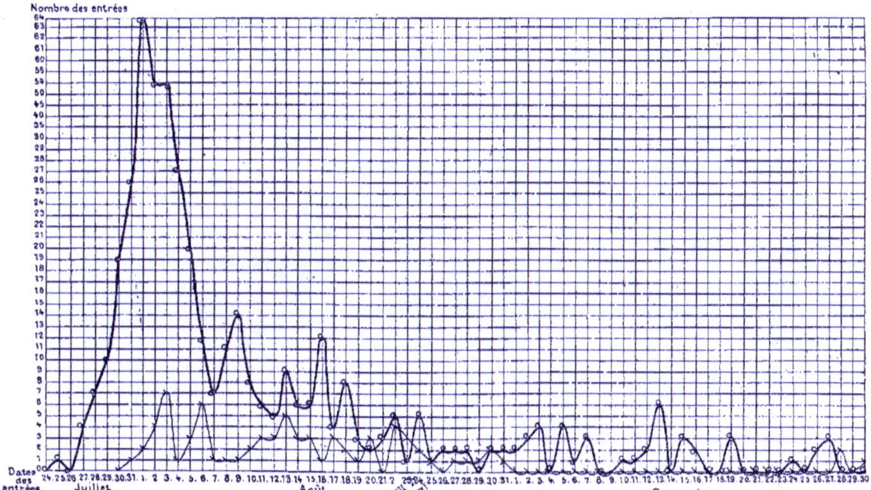

4072-77. — Corbeil. Typ. et stér. de Crété.

www.ingramcontent.com/pod-product-compliance
Lightning Source LLC
LaVergne TN
LVHW021510140926
848035LV00047B/1026

* 9 7 8 2 0 1 4 0 3 4 2 9 5 *